陕西出版资金资助项目

病人的十万个为什么

熊利泽◎ 总主编 |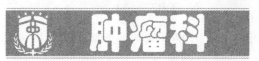

主 编 刘文超 薛 妍 师建国

第四军医大学出版社·西安

图书在版编目（CIP）数据

病人的十万个为什么. 肿瘤科/刘文超, 薛妍, 师建国主编. —西安：第四军医大学出版社, 2014.6

ISBN 978 - 7 - 5662 - 0498 - 1

Ⅰ. ①肿… Ⅱ. ①刘… ②薛… ③师… Ⅲ. ①肿瘤 - 诊疗 - 问题解答 Ⅳ. ①R73 - 44

中国版本图书馆 CIP 数据核字（2014）第 146208 号

bingren de shiwange weishenme · zhongliuke

病人的十万个为什么·肿瘤科

出版人：富 明　　策 划：薛保勤　土丽艳　　责任编辑：汪 英　杨耀锦

出版发行：第四军医大学出版社

　　　　　地址：西安市长乐西路 17 号　邮编：710032

　　　　　电话：029 - 84776765　　　传真：029 - 84776764

　　　　　网址：http：//press. fmmu. edu. cn

制版：新纪元文化传播

印刷：西安永惠印务有限公司

版次：2014 年 6 月第 1 版　2014 年 6 月第 1 次印刷

开本：720×1020　1/16　　印张：10.5　　字数：130 千字

书号：ISBN 978 - 7 - 5662 - 0498 - 1/R · 1397

定价：19.80 元

《病人的十万个为什么》

丛 书 编 委 会

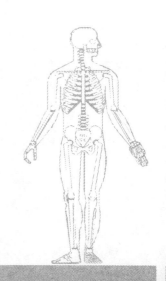

《病人的十万个为什么·肿瘤科》

编　委　会

主　　编　刘文超　薛　妍　师建国

副 主 编　张红梅　陈　衍　杨静悦　喻召才

编　　者　(按姓氏笔画排序)

王永青　王存良　王居正　石　梅

卢　强　史恒军　刘理礼　齐红宇

闫庆国　李剑平　闵　捷　张　辉

张贺龙　陈敏洁　邵秋菊　罗新林

周永安　高树人　高鹏飞　梁　军

梁　芳　韩良辅　程　虹　魏丽春

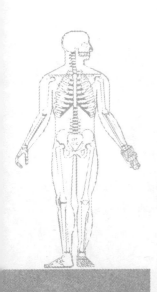

序

爱护从了解开始

薛保勤

　　人最应该了解的是自己，不仅是智力、情绪、情感，还有身体。我们常常这样说。常常，我们自觉不自觉地忽略了这一点。

　　你如果爱护自己，就从了解开始。准确地认识你的身体、了解你的身体，进而清醒地、科学地应对身体出现的大病小疾，这就是我们常说的大众医学生活常识。医学不应该是医生的专利。人是病的主体，病人也应该了解医学。人应该具备了解疾病的自觉并掌握预防治疗疾病的基本常识。

　　大约正是基于此，我和第四军医大学出版社的同志们共同设计、策划了《病人的十万个为什么》。作为医学的门外汉，为本书写序不合适；作为本书的策划者之一，我又有写点什么的责任。一位社会医学管理专家曾告诉我：医疗信息的不对称、医疗知识的不对称、医疗常识的不对称，也是看病难、看病贵的重要原因之一。这话不无道理。可以这么说，疾病预防和治疗知识的普及，也是社会文明程度提高的标志之一。若如此，我们的医院就会大大减少"流量"，我们的医生就不需要花费大量的时间去为病人从基本的医疗常识讲起，我们的病人就会大大减少盲目问诊、盲目吃药，减少小病大医的"浪费"和大病误医的"风险"。这也是丛书出版的初衷。

我为这套丛书豪华的写作阵容而感动。他们都是我国医学界各学科的顶尖专家，他们在百忙中带领各自的团队完成了这套医疗科普丛书。我曾在西京医院的会议室见到他们身着白大褂急匆匆地从手术室赶来参加丛书启动仪式的场景，我为顶尖专家撰写医学科普类大众图书而感动。

这套书要出版了，可喜可贺。它凝聚了上百位医学专家长达两年的心血。他们以丰富的临床经验，精准地聚焦病人的需求，清醒地指出病人面对疾病可能出现的各种问题，用简洁生动、循循善诱、通俗易懂的方式给予解答和帮助。书中列举的所有问题是出版社的同志们从上千位病人的问卷调查和临床表现中提炼出的，都是长期困扰病人的一些普遍性问题，有很强的针对性。

《病人的十万个为什么》就要出版了，希望它成为您的良师益友。

前言

健康——医生与病人共同的追求

熊利泽

医生看病，大致遵循以下三个原则：一是最新的科学研究证据和临床专家所指定的诊断和治疗指南，二是医生自己的临床经验，三是病人及家属的意愿。此三方面，病人的意愿最容易受到忽视。因为在有限的交流时间内，医生更多的是从专业角度询问和诊治，常常忽略了病人的体验和感受。

然而，生命的进化是以亿万年为单位的，医学的发展尤其是西医的发展却只有短短的几百年。以人类在几百年时间所掌握的知识来解释和应对亿万年演进而来的生命，不但牵强，甚至有些苍白无力。医生的职责，如Trudeau医师的墓志铭所言："有时是治愈；常常是帮助；总是去安慰。"因此，医生应该是在循证医学的指导下，帮助别人恢复健康。病人知道得越多，对医生以及疾病的治疗越有帮助。另一方面，随着经济发展和社会进步，人们的健康意识不断增强，对健康知识与信息的需求也逐渐增大。但是，在信息大爆炸的背景之下，提供给病人的信息过于纷繁复杂，要么太过专业，让病人摸不着头脑；要么良莠不齐，误导了病人。

对于病人及其家属来说，咨询专业医生仍是获取准确医学信息最有效和最直接的途径。但是鉴于以下原因，往往收效甚微：

第一，门诊人数众多且时间有限，医生没有足够时间和每位病人充分沟通，无法解答病人的所有疑惑。

第二，多数病人缺乏医学背景，在短时间内无法理解和掌握专业的医学知识，最终仍在心中留有疑问。

通过一套通俗易懂的健康丛书，想病人所想，帮助病人了解更多关于疾病最直接、最有用的医学知识。这就是我们编写《病人的十万个为什么》的初衷。

医疗的目的就是保障人体健康，必须从治疗与预防这两方面介入，如果仅着眼于治疗而不重视预防，犹如按下葫芦还会浮起瓢。通过传统医学与预防医学和健康管理的互补，可以达到"上工治未病"的效果。只有使处于"医患共同体"中的医生意识到，应该在病人没得病的"未病"阶段，即负起让人免于患病的职责，才能从更广义的角度实现医生维护人类健康与长寿的使命。也许，这才是医院真正的职责所在。

作为连续数年在权威的中国最佳医院排行榜上名列前茅的医院之一，西京医院一直坚持自己的公益属性，即用最低的成本，为病人提供最优质的服务。我们还通过创新和培训，提高我们的服务能力；并通过对西京医院半个多世纪临床工作经验的总结，出版《西京临床工作手册》丛书，以期逐步建立具有西京特色、可以在全国推广的"西京规范"和"西京路径"。另一方面，我们充分利用自身资源，积极投身于"普及全民健康"事业。建立"西京医疗救助基金"，为贫困人群提供救助；开展"西京健康公益大讲堂"系列活动，向病人普及疾病治疗、预防和保健知识；另外，各个科室也不定期组织各种类型的"健康讲座"等活动。

这些活动虽然在普及健康知识方面取得了一定成效，但是传播范围有限，无法让更多的人获益，不得不说是一个缺憾。所以，当第四军医大学出版社提出编写《病人的十万个为什么》系列丛书时，与我不谋而合，与西京医院的目标不谋而合。我深知这套医学普及图书的价值之重、意义之大，于是欣然接受！

为编好这套丛书，我们与出版社共同设计了编写路径，着眼点并不仅仅是健康宣教，而是更加关注病人的体验。编写工作开始前，我们先后组织了两次调查。第一次在社区内进行，以问卷形式展开，有针对性地收集病人对于疾病的关注点。第二次在医院住院部与门诊展开，采用自由提问的形式收集病人及家属最想要了解的关于疾病的问题。最后，综合两次调查结果，结合编写人员在多年临床工作中常被问及的问题和体验，经过修改、整理，最终确定问题，并开始编写。编写过程中，医生在答完问题后，请病人和家属阅读答案，反复修改至病人清楚明了。此外，我们还设计了"医生叮嘱"模块，对病人在就诊、用药和日常生活中须注意的事项给予细心的提醒。

本套丛书第一季共10个分册即将付梓，第二季6个分册将于 2015 年 1 月出版。感谢所有参与编写的工作人员，感谢陕西出版资金的资助，更要特别感谢参与编写的病人及家属。在现今日趋老龄化、竞争及工作压力不断增强的社会状态下，如果本书对您的健康能够提供些许有益的启示，我们将备感荣幸。我们虽尽力而为，仍不免留有缺憾与瑕疵，希望广大读者能够提出宝贵意见，以便使《病人的十万个为什么》不断完善！

Contents 目录

肺 癌 ⁄⁄⁄⁄⁄⁄⁄⁄⁄⁄

乳腺癌 //////////

肝　癌 //////////

胃 癌 ////////

结肠癌 //////////

鼻咽癌 ////////////

食管癌 //////////

直肠癌 //////////

癌 痛 ////////

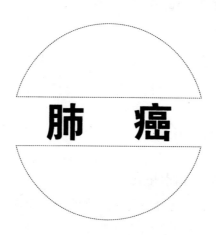

肺　癌

典型表现

　　肺癌常见的5大症状包括咳嗽(70%)、血痰(58%)、胸痛(39%)、发热(32%)、气促(13%)。凡是超过两周经治不愈的呼吸道症状，尤其是咯血、干咳或原有的呼吸道症状发生改变，要高度警惕肺癌存在的可能性。

本章问题由 **张红梅** 医生回答

1. 肺癌是怎么得的?

肺癌主要与以下因素相关:

(1)吸烟 是引起肺癌的一个重要危险因素。吸烟开始年龄越早、年限越长、吸烟量越大,肺癌病死率越高。通过对吸烟者吸入烟雾的化学分析发现,烟雾中含有多种对人有肯定致癌作用的致癌物,如苯并芘、烟碱、亚硝胺及微量砷等。

(2)大气污染 城市中的工业废气、汽车废气、公路沥青都有致癌物质。因此有统计显示,城市肺癌发病率明显高于农村。

(3)职业因素 某些职业的劳动环境中具有许多物理和化学性致癌物质。目前已被确认的致癌物质有:电离辐射、石棉、无机砷、二氯甲醚、铬、芥子气、煤烟、焦油、石油中的多环芳烃、烟草的加热产物等。

(4)肺部慢性疾病 如肺结核、矽肺、尘肺等可与肺癌并存,这些病例肺癌的发病率高于正常人,此外,病毒感染、某些慢性肺部疾病对肺癌的发生也可能有一定关系。

(5)病人自身因素 家族、遗传和先天性因素以及免疫功能降低,代谢、内分泌功能失调。

2. 肺癌会遗传吗?

通过对癌症存活者及其子女大量长期的临床观察,得出了"癌症病人的后代患癌率确实要高于一般人群"的结论。癌症的遗传性是指遗传易感性，就是癌症父母的后代会比别人更容易得癌症，但这样的结论对于肺癌来说并不肯定。肺癌是先天性的遗传基因和后天获得的饮食生活习惯、生存环境、职业等共同作用的结果，并且后天因素起了主要作用，即使有肺癌遗传倾向的人，也需要外界环境的不断作用，才能形成肺癌。因此，只要采取合理的生活方式和适宜的饮食习惯，就能有效预防肺癌的发生。只要平时注意不要主动和被动吸烟、避免在污染的环境空气中生活、避免职业性致癌因素（如石棉、铬、镍、砷），就能大大降低肺癌的发生率。

3. 怎么样预防肺癌?

预防肺癌主要从以下几方面做起：

（1）戒烟。可明显降低肺癌的发生率。

（2）职业防护。职业环境中的呼吸道致癌物也是造成肺癌发病增多的重要原因，煤矿工、油漆工等一些特殊行业的职工应做好防护措施。

（3）保护环境。有效控制大气污染、减少厨房油烟、室内通风。

（4）防止肺部病变。

（5）体检与普查。有条件的单位和个人应定期到正规医疗机构进行体检。

（6）建立良好饮食习惯。日常饮食要注意营养均衡，多吃绿色蔬菜和水果，维持体内正常的营养代谢，提高身体抵抗力。

（7）运动锻炼。保持规律的生活作息，注意劳逸结合，保持愉快的心情，持之以恒地进行锻炼，就能增强体质，预防肺癌。

4. 吸烟的人容易得肺癌吗?

大量调查资料都说明，肺癌的病因与吸烟关系极为密切。肺癌发病率的增长与纸烟销售量增多呈平行关系。烟中含有苯并芘等多种致癌物质。有吸烟习惯者肺癌发病率比不吸烟者高 10 倍。抽烟能提高罹患肺癌的几率，但是并非每一个有抽烟史的人都会得肺癌，肺癌的发病因素除了抽烟，还跟许多内、外在因素有关。

5. 空气质量差，是不是容易得肺癌？

随着工业的发展，许多致癌性工业原料、产品的生产量及使用量增加，其影响不仅仅是工人患肺癌的人数增多，同时致癌物污染大气的程度也更加严重。各种交通工具，特别是汽车排出的废气以及道路和房屋的建筑中沥青等物质的大量使用，也使大气受到污染。这类污染物中确实含有某些致癌物质。此外，肺癌发病率在许多国家的城乡差别也提示，大气污染与肺癌的发生有关。我国城市居民肺癌的发生率高于农村，提示大气污染可能对肺癌的发生起一定作用。

6. 戒烟是不是可以降低得肺癌的可能性？

流行病学资料和大量的动物实验已完全证明，吸烟是导致肺癌的主要因素，并且认为吸烟是肺癌，甚至是人类所有癌症最重要的病因，吸烟与肺癌的量效关系也有明确的证据。每日吸烟量大、吸烟年限长、开始吸烟时间早、吸入的程度深、香烟中的焦油和烟碱的含量高以及吸无滤嘴的香烟，均可使患肺癌的危险性增加。停止吸烟的年数越长，肺癌的危险性则越低。根据许多国家的调查统计得到的结论，戒烟后肺癌发生率即可逐渐下降。因此，戒烟仍是非常必要的，而且戒烟越快，受益越大。

7. 肺癌和肺结核有什么区别？

在临床上肺癌与肺结核是完全不同的两个概念。肺癌也称支气管肺癌，是临床上最常见的肺原发性恶性肿瘤，占肺恶性肿瘤的

90% ~ 95%。起源于主支气管、肺叶支气管的肺癌称为中央型肺癌；起源于肺段支气管远侧的肺癌，位于肺的周围部位者称为周围型肺癌。癌组织在生长过程中一方面致支气管壁延伸扩展，并穿越支气管壁侵入邻近肺组织形成肿块，同时突入支气管内造成管腔狭窄或阻塞。肿瘤经淋巴道血道转移到身体其他部位或经呼吸道播散到其他肺叶。

　　肺癌在早期并没有什么特殊症状，仅为一般呼吸系统疾病所共有的症状，如咳嗽、咯血、低热、胸痛、胸闷等，很容易被忽略。而肺结核病是由结核杆菌引起的慢性传染病，可累及全身多个器官，病理特点是结核结节和干酪样坏死，易形成空洞。临床上多呈慢性过程，少数可急起发病。常有低热、乏力等全身症状和咳嗽、咯血等呼吸系统表现。

8. 平时身体很好，不抽烟，很注意保养，是不是不会得肺癌？

　　肺癌的发病与吸烟相关，于是很多人认为不抽烟就不会得肺癌。事实上，肺癌的发病是不可预估的，抽烟会令该病的发病率较不抽烟的人高一些。虽然，得肺癌的人大多数为吸烟者，但并不是所有的吸烟者都会患肺癌，一些从不吸烟的人也会得肺癌。除吸烟外，还有很多因素（如大气污染、职业因素、肺部慢性疾病、人体内在因素等）都会诱发肺癌的发生。据了解，有吸烟习惯者肺癌发病率比不吸烟者高 10 倍，吸烟量大者发病率更高。

9. 肺癌有什么症状呢？

　　肺癌的症状包括局部症状和全身症状两方面。

　　（1）局部症状　是指由肿瘤本身在局部生长时刺激、阻塞、浸润和压迫组织所引起的症状。主要有：①咳嗽，是最常见的症状，肺癌所致的咳嗽可能与支气管黏液分泌的改变、阻塞性肺炎、胸膜侵犯、肺不张及其他胸内合并症有关。②痰中带血或咯血，也是肺癌的常见症状，由于肿瘤组织血供丰富，质地脆，剧咳时血管破裂而致出血，咯血亦可能由肿瘤局部坏死或血管炎引起。③胸痛，肺癌侵犯壁层胸膜或胸壁，可引起尖锐而断续的胸膜性疼痛。④胸闷、气急，多见于中央型肺癌，特别是肺功能较差的病人。⑤声音嘶哑，一般提示直接的纵隔侵犯或淋巴结肿大累及同侧喉返神经而致左侧声带麻痹。

（2）全身症状　①发热，肺癌所致的发热原因有两种，一为炎性发热，中央型肺癌肿瘤生长时，常阻塞段或支气管开口，引起相应的肺叶、肺段阻塞性肺炎或不张而出现发热；二为癌性发热，多由肿瘤坏死组织被机体吸收所致。②消瘦和恶病质，肺癌晚期由于感染、疼痛所致食欲减退，肿瘤生长和毒素引起消耗增加，可引起严重的消瘦、贫血、恶病质。③由于肺癌所产生的某些特殊活性物质，病人可出现一种或多种肺外症状，常可出现在其他症状之前，并且可随肿瘤的消长而消退或出现，临床上以肺源性骨关节增生症较多见。另外还有皮肤变化、内分泌系统紊乱等，如部分病人在早期可表现皮肤瘙痒性皮疹、皮肌炎、带状疱疹等，少数病人还可见进行性肌无力、肌肉萎缩，糖尿病，下肢水肿，男性乳房增大、睾丸萎缩等症状。

10. 怎么样诊断肺癌？

肺癌的诊断方法有很多种，要根据病人的实际情况进行检查：

（1）胸部 X 线　是体检时发现肺癌的重要手段之一，可通过透视或正侧位 X 线胸片发现肺部阴影。

（2）胸部 CT　可以较早发现和清楚显示肺门、肺内及纵隔内病变的大小、形状和累积范围，有助于诊断肺癌是否能切除。

（3）磁共振显像（MRI）　确定肺癌浸润范围、分期和对手术切除可能性的判断。

（4）正电子发射计算机体层显像（PET）有助于鉴别肿瘤的良、恶性。

（5）痰细胞检查　通过痰检可使部分肺癌病人获得确诊，同时可判断肺癌的组织学类型。

（6）纤维支气管镜检查　可以获取病理学诊断，对确定病变范围、明确手术指征与方式有帮助。

（7）数字减影血管造影　可以了解肺门有无淋巴结转移及肿瘤侵犯支气管壁的程度，明确肺野阴影中有无具体病变。

（8）经皮肺穿刺活检　适用于痰细胞学和支气管镜检查无法获得阳性结果，肺内病灶较小的外围性肿块以及新的外围性肺部病变，不明确的病变，肺内多结节病变，具有不能治愈倾向的病人，不需切除的病变。

（9）纵隔镜检查　有利于肿瘤的诊断及 TNM 分期。

（10）胸腔镜检查　主要用于确定胸腔积液或胸膜肿块的性质。

（11）血清肿瘤标志物检测　通过对病变分泌入血的特有物质检测来间接判断恶性病灶的存在。

11. 怎么样才能尽早发现肺癌呢?

早期肺癌缺乏特异性的症状，很难被发现，有症状的肺癌多属晚期。在就诊的肺癌病人中，早期肺癌仅占7%左右，其原因就是早期无症状或症状不典型。目前，早期发现肺癌的方法主要有：

（1）胸部 X 线片　是肺癌筛查的首选方法，在敏感度更高的影像学技术发展的今天，胸片仍然位于发现肺癌的第一线，其费用低、易被病人接受。

（2）胸部 CT 检查　能发现 X 线胸片所不能发现的肺内隐匿部位的病灶。

（3）纤维或电子支气管镜检查　一般不用于肺癌早期筛查，但对高危人群，尤其是痰细胞学检查发现有中、重度不典型增生而 X 线检查阴性者，应进行支气管镜检查。

（4）PET-CT 显像　是目前影像学技术中最有前途的显像技术之一，对肺部单发结节具有很高的敏感性、特异性及准确性。

12. 经常会有胸痛、胸闷的感觉，是肺癌吗?

不一定是肺癌。出现这种症状的疾病有很多种：比如各种肺部疾病和胸膜疾病，如肺结核、胸膜增厚粘连等，具体是什么原因，需要通过检查才知道。建议病人到正规医院就诊，需要做血常规、胸部 CT 等检查，尤其是胸部 CT 能够显示许多常规胸片不能显示的细节，提供的信息更多。

13. 痰里面有血丝，是肺癌的表现吗?

引起痰中带血的原因很多，首先要注意的是血丝的来源，如上消化道、鼻腔、牙龈、咽喉等都有可能。如能排除以上因素，痰中带血往往提示的是呼吸道出血。呼吸道出血的常见原因很多，主要有：

（1）气管、支气管疾病，如肿瘤、急慢性支气管炎、支气管扩张等。

（2）肺部疾病，如肺癌、肺炎、肺脓肿、肺结核等。

（3）心脏疾病，如二尖瓣狭窄等引起的肺循环障碍等。

（4）血液疾病，如血小板减少等。痰中带血丝并不是肺癌的"专利"。

14. 常年咳嗽，会是肺癌吗?

不一定。引起咳嗽的原因很多，咳嗽是呼吸系统疾病的主要症状，如急性咽喉炎、支气管炎，支气管内异物，慢性支气管炎、支气管扩张，肺结核，肺癌等。对于咳嗽首先应该明确病因，建议病人去进行检查，必要的时候要做全身的检查，尽量排除肺部肿瘤的可能。

15. 做 CT 说肺部有个钙化结节，会变成肺癌吗?

一般来说，会表现为肺部结节的疾病，除了有肺癌之外，比较多见的还有肺部感染性疾病，包括肺炎、肺结核、支气管扩张、肺曲霉菌病等，所以肺部结节并非就一定意味着是肺癌，还有许多良性疾病也可以表现为小结节。病人一旦发现肺部小结节，应该积极找专科医生明确诊断，医生会根据病人的具体情况应用其他的辅助检查手段，如胸部 CT、纤维支气管镜、CT 定位下穿刺、痰细胞检查等进一步明确诊断。

16. 肺癌是不是怎么都治不好?

不是。比较早期的肺癌通过手术可以达到临床治愈，晚期肺癌虽不可治愈，但可以通过手术、放疗、化疗和中医中药治疗延长生存期，提高生活质量。

17. 肺癌有哪些治疗方法呢?

肺癌的治疗手段包括手术、化疗、放疗、分子靶向治疗、生物免疫治疗、中医中药等，应根据每个病人的不同阶段具体病情特点，选择适合的综合治疗方法。

18. 肺癌的治疗方法具体是怎样的呢?

（1）外科治疗。肺癌除Ⅲ$_b$及Ⅳ期外，应以手术治疗或争取手术治疗为主导，依据不同期别，病理组织类型，酌情加放射治疗、化学治疗和免疫治疗等。

（2）放射治疗。放疗对小细胞肺癌最佳，鳞状细胞癌次之，腺癌最差。包括：根治性放射治疗、姑息性放射性治疗、手术前放疗、手术后放疗、腔内短距离放疗等。

（3）化学治疗。小细胞肺癌化疗是最基础的治疗手段，首选方案为足叶乙苷联合铂类，非小细胞肺癌首选两药联合的含铂类方案。铂类与以下任何一种药物联合使用都有效：紫杉醇、多西紫杉醇、吉西他滨、长春瑞滨、伊立替康、培美曲塞等。

（4）分子靶向药物治疗。一部分非小细胞肺癌可选吉非替尼、厄洛替尼等药物，可在化疗后或单独用，可以显著缓解病情、延长生存期。

（5）生物免疫治疗。

（6）中医。根据每个病人的不同阶段具体病情特点，选择适合的综合治疗方法。

19. 肺癌用哪种治疗方法最好呢？

肺癌的治疗没有标准的、统一的模式可遵循。不同的病人、同一病人疾病的不同阶段可供其选择的治疗方法是不同的，必须根据病人实际情况、肿瘤分期、病理分型、生物蛋白标记物的检测结果，来制订切实、可行、有效的个体化治疗方案，只有选择了适合病人的治疗方法，才是最好的治疗方法。

20. 肺癌手术的效果怎么样？

早期肺癌通过手术即可达到治愈，肺癌手术成功与否与多种因素有关，比如：肺癌的分期、病人的体能状况、基础疾病状态以及既往的治疗情况。一般适宜手术治疗的病人包括：无远处转移，无临近脏器浸润，无胸腔恶性胸水，无喉返神经及膈神经受侵，无严重心肺功能低下及近期内心绞痛或心肌梗死，无严重肝、肾疾患，无糖尿病等。凡可能切除而无手术明显禁忌者，均应手术；高度可疑，或不能排除肺癌（缺乏病理诊断的），有条件者也应手术，以明确诊断并做相应的治疗。

21. 听说肺癌可以做腔镜手术，是这样吗？

电视胸腔镜手术是通过 2~3 个"钥匙孔"，在电视影像监视辅助下完成过去由传统开胸进行的操作手术，其本质是用"腔镜"做手术，与开刀手术的原理相同，但改变了传统的手术入路、分离步骤、结扎与缝合方式以及手术过程中的观察方式。相比于传统开胸手术，微创手术的优势具体表现在：住院时间短，明显减少了手术疤痕对美容和功能的影响，减轻了病人手术后的心理负担。但是电视胸腔镜手术治疗肺癌仍存在一定的缺陷。

22. 早期肺癌能治好吗？

早期肺癌能否有效治疗主要取决于是否及时采取了恰当的治疗手段。一般来说，早期肺癌肿瘤较小，未发生扩散转移，通过根治性手术切除，可以达到临床治愈。

23. 手术完了还需要化疗吗？

肺癌术后是否需要治疗与肺癌分期相关。对于非小细胞肺癌，Ⅰ期无危险因素的病人，术后不需过多治疗，应定期复查、进行康复训练即可，有高危因素的Ⅰ期病人则需要行辅助化疗；Ⅱ期肺癌术后常规行辅助化疗；Ⅲ期肺癌术后需行化疗及放疗。小细胞肺癌，如果病人分期非常早，如仅局限于肺内的一个小结节，可行手术治疗，术后病人还需要进行化疗，联合或不联合放射治疗。

24. 肺癌治疗要根据分期来定吗？

肺癌可分为Ⅰ期、Ⅱ期、Ⅲ$_a$期、Ⅲ$_b$期、Ⅳ期。

（1）早期可选用手术治疗。

（2）对于不能手术的肺癌可选用化疗，同步放、化疗，放疗，复发后化疗。

（3）停止化疗超过 6 个月者，可选用原方案化疗，化疗中进展或化疗停止后 3 个月内复发者，可更换方案。

（4）对于不能耐受化疗的病人，可给予姑息对症支持营养治疗、中药治疗、生物免疫治疗等，以提高生活质量，延长生存期。

此外，具体治疗方案的选择需根据具体病情而定，因人而异。

25. 肺癌化疗的效果怎么样?

化疗对病人的身体功能状态有要求。化疗可以使不能手术的病人变为可以手术的病人，提高治愈率。小细胞肺癌是化疗敏感的肿瘤，对非小细胞肺癌有效的药物也不少，但有效率较低。对肺癌的化疗来说，一定程度的消化道反应和骨髓抑制是难以避免的，不同分期的病人化疗获益不同，晚期肺癌化疗可延长生存期，改善症状，提高生活质量。总之，肺癌化疗效果因人而异，肺癌的化疗效果与肺癌的病理分型、分化程度、分期及所选化疗药物等密切相关。

26. 为什么有些人化疗效果好，有些人没有效果呢?

肺癌化疗效果因人而异，肺癌的化疗效果与肺癌的病理分型、分化程度、分期及所选化疗药物等密切相关。

27. 肺癌病人需要终身都吃药吗?

接受靶向治疗的肺癌病人需要持续口服靶向治疗药物，直至病情有所好转，其他病人经过正规治疗后需要定期观察随访。无需终身吃药。

28. 肺癌病人需要放疗吗?

不是所有病人都需要放疗,放疗有以下适应证:

(1)不适宜手术治疗的各期肺癌(如心肺功能不全、肝肾功能不全的早期肺癌)。

(2)拒绝手术治疗的各期肺癌病人。

(3)对较轻的肺癌可用立体定向放疗。

(4)小细胞肺癌可在化疗基础上对原发灶和淋巴引流区进行放疗以增加局部控制率,延长缓解期。对脑进行预防性照射可降低脑转移率。

(5)非小细胞肺癌Ⅲ期是主要的放疗适应证,估计手术切除有困难,特别是 CT 显示累及大血管等重要组织器官时,可术前放疗;手术后有残留或区域淋巴结有转移时,应做标记,术后放疗。

(6)病灶广泛、症状严重的晚期肺癌可姑息性放疗,改善症状,提高生活质量。

29. 肺癌的靶向治疗药物都有哪些,效果怎么样?

第一类是针对肿瘤血管的,如贝伐单抗;第二类作用于信号传导通路的,如易瑞沙、特罗凯;第三类主要是针对免疫系统的,第四类主要是调节癌基因的。特罗凯、易瑞沙已经广泛应用于临床中,其安全性、耐受性都非常好,但是靶向治疗有特定的获益人群,并非所有的肺癌都适合。

30. 肺癌放疗有哪些副反应?

程度不等的放射性皮肤损伤、放射性食管炎、放射性肺炎和放射性心脏损伤,以及白细胞和血小板减少或食欲减退、食欲不振、乏力等。

31. 放疗的副反应该如何处理？

放疗的全身反应多较轻，可通过增加休息、改善营养等方法来克服。放射性皮肤损伤应注意局部清洁但不可以过分擦洗，尽可能避免局部皮肤破损，一旦出现破损，要使创面清洁、干燥，避免局部感染。放射性食管炎往往出现咽喉疼痛、进食烧灼感，要避免进食坚硬食品，最好为流食，还可服一些黏膜保护剂（如思密达）等。放疗期间应每周检查血象以监控白细胞、血小板。以上放疗反应往往在放疗结束后很快缓解。放射性肺炎是放射野内对肺组织损伤引起的炎症反应，可出现在放疗后 3 ~ 4 周，也可出现于放疗后 3 ~ 6 个月，主要表现为干咳、憋气、低热，合并感染时会出现高热，随后出现局部的肺纤维化，程度因人而异，这一副反应目前尚缺乏有效的控制手段，服用糖皮质激素有可能减慢肺纤维化的过程。

32. 肺癌化疗一般需要多长时间？

化疗时间的长短取决于病人的病理分型、分化程度、分期以及病人采用的治疗办法，对于分期早的可手术治疗，术后可行辅助化疗 4 ~ 6 周期；无法手术治疗的中晚期肺癌，可行术前辅助化疗 2 ~ 4 周期，提高手术根治率；晚期肺癌化疗 4 ~ 6 周期后根据病情可进行维持化疗。

33. 化疗后应注意什么？

化疗后出现白细胞下降，此时病人抵抗力下降，容易发生感染，可吃一些升白细胞的食品，或给予药物治疗。病人出现食欲不振、消化不良等症状时，可食用健脾胃的食物，保护消化功能，减轻化疗副作用。如出现恶心、呕吐等胃肠道反应时，可吃一些清淡、易消化食物。腹泻时，不要吃易产气的食物，如豆类、糖果等。

34. 医生说可以做基因检测，什么是基因检测?

基因检测是针对肺癌的分子靶向治疗而言的。传统的化疗或放疗主要是针对肿瘤细胞的 DNA，往往缺乏特异性，在杀伤肿瘤细胞的同时也杀死了很多正常细胞。而肺癌靶向治疗主要是针对肿瘤特异性的发病机制或信号传导通路，采用单克隆抗体或小分子物质来干扰或阻断相关通路，从而达到治疗肿瘤的目的，对于正常细胞基本没有影响。靶向治疗的特点首先是特异性强，只针对癌细胞；其次是安全性和耐受性较好，无化疗常见的副作用，不引起脱发，一般不会引起恶心、呕吐和骨髓抑制等。目前肺癌常用的靶向治疗是作用于肿瘤细胞信号传导通路的小分子物质，比较常见表皮生长因子受体抑制剂，代表药物如易瑞沙（吉非替尼）、特罗凯（厄罗替尼）、凯美纳（艾克替尼）等。所以，一个肺癌病人是否有靶向治疗指征，需要进行 EGFR 基因突变检测，只有敏感性突变（如 EGFR19、21 外显子突变）的病人才推荐应用。

35. 有些肺癌病人做了手术几个月后就复发了，是不是肺癌不应该做手术?

若肺癌病人具备手术指征，应首选手术治疗，若手术切除完全，病人有获得长期生存的可能，甚至达到根治的目的。但任何恶性肿瘤术后都有复发的可能性。肺癌病人经过手术后，不排除体内还残存一些肉眼无法看见的微小病灶，并且手术带来的创伤会损伤病人的免疫系统，导致术后肿瘤再次复发，所以肺癌病人手术后的辅助治疗（包括放疗、化疗等）也是至关重要的，肺癌术后的辅助治疗，会起到抑制残癌、促进病人身体功能恢复的作用。

36. 肺癌的中药治疗效果怎么样?

中医中药在肺癌晚期治疗过程中发挥着越来越重要的作用,以软坚散结、扶正祛邪、标本兼治为原则,一方面可有效杀伤、抑制癌细胞,缓解病情,另一方面还可对病人进行全身调理、辨证施治,改善临床症状,增强机体免疫功能,从而提高整体疗效。另外,在肺癌放、化疗过程中也可配合扶正类的中药进行全身调理,减少放化、疗出现的毒副作用。

37. 老人得肺癌,年龄大了,不想做手术了,还有什么治疗方法吗?

肺癌除手术之外还可选择:放疗、化疗、分子靶向治疗、生物免疫治疗及中医中药等治疗。应根据病人的身体状况、病理分型、临床分期等选择适合的个体化综合治疗方案。

38. 转移了,没法手术,有什么好的治疗方法?

对于晚期肺癌有以下治疗方法:

(1)化学治疗 是肺癌不可缺少的治疗手段,尤其是对化疗敏感的肿瘤,即使未做手术切除,也有非常好的效果。

(2)放射治疗 转移性肺癌不适宜手术治疗者,而放疗又有一定的敏感性,都可行放疗。

(3)分子靶向治疗 具有敏感性基因突变的病人可选择靶向治疗。

(4)免疫治疗 是通过使用免疫治疗药物,增强机体对癌症的免疫应答作用,杀伤癌细胞,而且可以增强病人对放疗或化疗的耐受力。

(5)中医药治疗 中医治疗在肺癌晚期用得较多。

39. 什么是预防性全脑放疗？什么样的病人需要接受预防性全脑放疗？

在出现影像学和（或）临床有症状的脑转移之前，给脑部一定剂量的放射治疗，从而达到减少小细胞肺癌脑转移发生率和提高生存期的目的。小细胞肺癌对放、化疗敏感，短期治愈率很高，但是其脑转移发生率也非常高，一般情况下，原发肿瘤经放、化疗治愈后，评估病人预期超过半年，可以做预防性全脑放疗，治疗可使病人生存率和生活质量明显提高。

40. 发现肺部包块，医生为什么要让我做肺部包块穿刺活检？

肿瘤的活检穿刺是明确肿瘤病理类型的最准确的方法，医生只有通过这一检查才能最确切地了解病人所得的肺癌是哪一种类型，从而给出最合适的治疗方案，进行个体化治疗。

41. 肺癌的 TNM 分期是什么意思？

TNM 分期用于描述非小细胞肺癌的生长和扩散，TNM 分期结合了有关肿瘤、附近淋巴结和远处器官转移的信息。T 代表肿瘤（其大小以及在肺内和临近器官的扩散程度），N 代表淋巴结扩散，M 表示转移（扩散到远处器官）。病人的治疗和预后在很大程度上取决于肿瘤的分期和细胞类型。

42. 肺癌出现骨转移应该怎么治疗？

骨是肺癌转移的好发部位，肺癌骨转移的发生率与部位和原发癌的病理类型有关。骨转移病灶以多发为主。其好发部位依次为：肋骨、胸椎、腰椎、骨盆；腺癌以胸部及骨盆转移为主。发生骨转移后，可进行以下治疗：

（1）全身化疗　在治疗肺部原发病灶的同时亦能起到控制骨转移的发展、缓解疼痛的作用。

（2）药物治疗　应用双磷酸盐类药物，比如唑来膦酸等。

（3）放射治疗　针对骨转移病变，可给予大剂量、短疗程的骨转移部位放射治疗，起到缓解疼痛、杀灭癌细胞、控制病灶发展的作用。

（4）应用止痛药物治疗　针对因肿瘤骨转移引发的疼痛，可给予口服止痛药物治疗。

43. 晚期转移了，还有治疗的意义吗？

晚期肺癌通过合理的个体化治疗，可以充分杀伤肿瘤细胞，减轻症状，使局部或转移病灶缩小甚至消失，降低分期。由此可见，对于晚期肺癌病人来说，治疗非常有必要，选择适宜的治疗方案可明显改善病人生存质量、延长生存时间。

44. 肺癌病人在饮食上有哪些需要注意的地方？

肺癌的病人无吞咽困难者可自由择食，在不影响治疗的情况下，要多吃一些蛋白质，一般不限制食量，保证良好的营养，宜多食具有增强机体免疫的食物，宜吃减轻放疗、化疗副作用的食物。食欲减退者要少量多餐，饮食搭配要多菜谱、多样化，食物应无刺激性，戒烟、酒，宜多食含胡萝卜和维生素 C 丰富的水果蔬菜。

45. 晚期肺癌转移了，还能活多久？

对于转移性肺癌病人的生存期没有固定答案，晚期肺癌病人的生存期与病人的身体状况，临床分期，病理类型，肿瘤的生物学活性、病人的心理状态、治疗的决心等多重因素相关。若晚期肺癌病人接受规律治疗，对治疗充满信心，可明显延长生存期，提高生活质量。

46. 出院以后还要随访吗，如何安排？

转移和复发是恶性肿瘤的基本特性，为了获得更长的生存时间及更高的生活质量，因此，医生要求肺癌病人进行定期复查、随访。

（1）术后病人　术后基线检查是以后评判复发、转移的依据，是必须进行的，最好在术后1月内进行，内容包括：病史、体检、血常规、生化、肿瘤标志物、胸部直接增强CT检查、上腹部CT检查、头颅MRI检查、全身骨扫描。

（2）术后第1～2年的病人　每月查肿瘤标志物；每3个月行胸部直接增强CT、上腹部平扫或增强CT检查一次；每6个月行头颅MRI、全身骨扫描一次。

（3）术后3年及以后的病人　每6～12个月查肿瘤标志物、胸部增强CT、上腹部平扫或直接增强CT检查、头颅MRI、全身骨扫描一次。

（4）晚期病人　化疗后应每个月查肿瘤标志物一次，每3个月查胸部增强CT、上腹部CT以及针对转移灶相关影像学检查一次，每6个月查一次头颅MRI、全身骨扫描等。

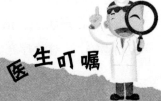

医生叮嘱

　　肺癌是一种严重危害人类健康的恶性疾病，在全世界范围内发病率和死亡率居所有恶性肿瘤首位。明确诊断后，进行连续性、规范化、个体化的系统治疗可有效改善病人的疗效和预后。

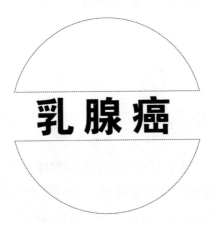

乳 腺 癌

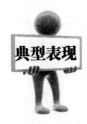

典型表现

①乳腺肿块：多为单发、质硬、无痛肿块，边缘不规则、表面欠光滑；②乳头溢液：血性溢液伴有乳腺肿块更应重视；③乳房皮肤改变：典型为"酒窝征""橘皮样改变"和"皮肤卫星结节"；④乳头外形改变：乳头回缩或抬高，乳头皮肤瘙痒、糜烂、破溃、结痂、脱屑；⑤腋窝淋巴结肿大：多见于同侧腋窝，晚期可在锁骨上和对侧腋窝摸到转移的淋巴结。

本章问题由 **薛妍** 医生回答

47. 什么是乳腺癌?

女性乳腺是由皮肤、纤维组织、乳腺腺体和脂肪组成的，乳腺癌是发生在乳腺腺上皮组织的恶性肿瘤。原位乳腺癌并不致命，但癌细胞可以随血液或淋巴液播散全身，形成转移并危及生命。

48. 乳腺癌可分为哪些类型? 有何意义?

据 ER、PR、HER2、Ki67 的不同表达，可将乳腺癌分为 4 种亚型，luminal A 亚型、luminal B 亚型（进一步分为 luminal B/HER2 阴性亚型和 luminal B/HER2 阳性亚型）、HER2 阳性亚型、三阴性亚型。不同亚型的治疗方法不一样，luminal A 亚型以内分泌治疗为主，luminal B 亚型需要内分泌治疗、化疗，有时还需联合抗 HER2 治疗，HER2+ 亚型治疗为化疗联合抗 HER2 治疗，三阴性亚型以化疗为主。

49. 怎样才能早期发现乳腺癌?

乳腺癌的典型表现如下：

（1）乳腺肿块　　80% 的乳腺癌病人以乳腺肿块首诊。病人常在无意中发现乳腺肿块，多为单发，质硬，边缘不规则，表面欠光滑。大多数乳腺癌为无痛性肿块，仅少数伴有不同程度的隐痛或刺痛。

（2）乳头溢液　　非妊娠期从乳头流出血液、浆液、乳汁、脓液，或停止哺乳半年以上仍有乳汁流出者，称为乳头溢液。引起乳头溢液的常见疾病有导管内乳头状瘤、乳腺增生、乳腺导管扩张症和乳腺癌。单侧单孔的血性溢液应进一步检查，若伴有乳腺肿块更应重视。

（3）皮肤改变　最常见的是肿瘤侵犯了连接乳腺皮肤和深层胸肌筋膜的 Cooper 韧带，使其缩短并失去弹性，牵拉相应部位的皮肤，出现"酒窝征"，即乳腺皮肤出现一个小凹陷，像小酒窝一样。若癌细胞阻塞了淋巴管，则会出现"橘皮样改变"，即乳腺皮肤出现许多小点状凹陷，就像橘子皮一样。乳腺癌晚期，癌细胞沿淋巴管、腺管或纤维组织浸润到皮内并生长，在主癌灶周围的皮肤形成散在分布的质硬结节，即所谓的"皮肤卫星结节"。

（4）乳头、乳晕异常　肿瘤位于或接近乳头深部，可引起乳头回缩。肿瘤距乳头较远，乳腺内的大导管受到侵犯而短缩时，也可引起乳头回缩或抬高。乳头湿疹样癌，即乳腺 Paget's 病，表现为乳头皮肤瘙痒、糜烂、破溃、结痂、脱屑，伴灼痛，以致乳头回缩。

（5）腋窝淋巴结肿大　医院收治的乳腺癌病人中有 1/3 以上有腋窝淋巴结转移。初期可出现同侧腋窝淋巴结肿大，肿大的淋巴结质硬、散在、可推动。随着病情发展，淋巴结逐渐融合，并与皮肤和周围组织粘连、固定。晚期可在锁骨上和对侧腋窝摸到转移的淋巴结。

50. 乳腺癌有哪些继发危害？

（1）少数乳腺癌病人在早期可有不同程度的触痛或乳头溢液。乳腺癌肿块生长速度比较迅速，可引起肿瘤表面皮肤凹陷，乳头偏向肿瘤所在的方向、乳头内陷等。乳腺癌晚期可通过淋巴和远处转移并发其他一系列症状。

（2）乳腺癌病人中晚期可出现"肿瘤食欲不振－恶病质综合征"。食欲不振既是恶病质的原因，又是恶病质的临床表现。具体表现为食欲不振、厌食、消瘦、乏力、贫血及发热等症状，严重者可引发生命危险。

（3）乳腺癌后期可出现淋巴转移，同侧腋窝淋巴结肿大，而且肿大的淋巴结数目不断增多，互相粘连成团，少数病人可以出现对侧腋窝淋巴转移。后期还可以出现远处转移，转移到肺部会出现胸痛、胸水、气促等症状，脊椎转移可以出现患处剧痛甚至截瘫等，肝转移可以出现黄疸、肝大等。

51. 平时身体很好，怎么会突然得乳腺癌呢？

乳腺癌发病主要因素包括：

（1）年龄。乳腺癌的发病率在 0 ~ 24 岁年龄段处较低水平，25 岁后逐渐上升，50 ~ 54 岁组达到高峰，55 岁以后逐渐下降。

（2）家族史。指一级亲属（母亲、女儿、姐妹）中有乳腺癌病人。

（3）月经、生育、哺乳因素。月经初潮早（<12 岁），绝经迟（>55 岁）；未婚、未育、晚育、未哺乳。

（4）乳腺疾病。患乳腺良性疾病未及时诊治，经活检证实患有乳腺非典型增生。

（5）接受放射照射。胸部接受过高剂量放射线的照射。

（6）服用激素。长期服用外源性雌激素。

（7）肥胖、过量饮酒、吸烟。

具有以上若干项高危因素的女性并不一定患乳腺癌，只能说其患乳腺癌的风险比一般人高。

52. 我还年轻，才 20 多岁，会得乳腺癌吗？

中国女性乳腺癌高发年龄在 40 ~ 50 岁，一般来说 20 多岁的女孩得乳腺癌的几率较小，所以不用太过担心。

53. 妈妈和姐姐都得了乳腺癌，我也会得吗？

乳腺癌家族史是乳腺癌风险因素的重要预测因子。这种危险同血缘关系的亲密程度、受影响的亲属多少以及发病年龄相关。如果某妇女有一直系亲属乳腺癌发病年龄较早，那么她的患病风险至少会增加2倍。有2个或2个以上亲属患乳腺癌或者有亲属患双侧乳腺癌，那么风险会更大。有3个或3个以上亲近亲属患乳腺癌的被称为"乳腺癌家族"。1866年第一次报道了乳腺癌家族，此后很多有明显乳腺癌易感遗传倾向的家族谱系得到报道，人们注意到很多家族经常有卵巢癌发生。家族性乳腺癌的其他特征还有发病年龄早和双侧乳腺癌。

54. 乳腺纤维腺瘤会变成乳腺癌吗？

纤维腺瘤是一种良性疾病，绝大多数不会癌变。如果纤维腺瘤过大或生长太快，可以进行手术治疗。建议尽量在妊娠以前治好乳腺纤维腺瘤，因为一旦妊娠、哺乳后再进行治疗就比较麻烦了。

55. 乳房偶尔会痛，会是乳腺癌吗？

乳房疼痛尤其是月经前乳房疼痛在女性当中非常常见，一般不需要什么特别的治疗。但是如果疼痛超过了6个月，而且影响到了日常工作和生活，还是应该用一些药物治疗。

56. 男人会得乳腺癌吗？

男性也有乳腺组织，所以也会得乳腺癌。只是由于生理结构的差异，男性患乳腺癌的几率远远低于女性，男女比例约为1:100。

57. 哪些人容易得乳腺癌?

（1）乳腺增生多年不愈者。乳腺增生是一种慢性病，尽管不是每一例乳腺增生都会恶变，但两者之间的诸多联系，提示人们积极保健与治疗。乳腺增生中年龄较大、病史较长、肿块较大、肿块与月经关系不明显者，容易发生恶变。鉴于乳腺增生有可能恶变，建议尽早调理改善，不可拖延大意。

（2）反复做人工流产手术者。

（3）常用激素类药品或化妆品者。

（4）有乳腺癌家族史者。

（5）生育后未哺乳者。

（6）肥胖或过多摄入脂肪者。

（7）精神抑郁，经常生气，心情不好者。

（8）反复长期接触各种放射线者。

（9）独身未育或婚后不育者。

（10）月经初潮早或绝经晚者。

58. 怎样预防乳腺癌？

（1）建立良好的生活方式，保持心情舒畅。

（2）坚持体育锻炼，积极参加社交活动。

（3）养成良好的饮食习惯。不过量摄入肉类、煎蛋、黄油、奶酪、甜食等，少食腌、熏、炸、烤食品，多食用新鲜蔬菜、水果、维生素、胡萝卜素、橄榄油、鱼、豆类制品。

（4）积极治疗乳腺疾病。

（5）不乱用外源性雌激素。

（6）不长期过量饮酒。

（7）了解一些乳腺疾病的科普知识，掌握乳腺自我检查方法，养成定期乳腺自查习惯，积极参加乳腺癌筛查，防患于未然。

59. 乳腺癌的检查方法有哪些?

（1）体检　检查双侧乳腺。

（2）乳腺 X 线摄影（乳腺钼靶照相）　是国际上推荐的乳腺癌筛查主要方法，可以发现临床查体摸不到肿块的乳腺癌，通常用于 40 岁以上的妇女。此年龄段妇女乳腺对射线不敏感，受到的放射损伤有限，且乳腺密度相对较低，乳腺 X 线容易发现异常征象。

（3）乳腺彩超　对人体没有损伤，对年轻女性、致密型乳腺均较理想。

（4）磁共振（MRI）检查　可以发现多灶、多中心的小病灶。

（5）乳头溢液的检查　如乳管镜、乳腺导管造影、溢液细胞学涂片等。

（6）乳腺活检　可用穿刺的方法，也可用外科手术的方法，一旦发现癌细胞就马上采取治疗。

60. 是什么原因延误了乳腺癌的诊治?

（1）女性朋友对医学科普知识了解不够，对乳腺癌的临床特点尚不认识，日常生活中缺少对这一疾病的警惕性。

（2）早期乳腺癌大多是无痛性肿物，身体可以无任何不适，既不影响生活，也不影响工作。

（3）少数女性受陈旧观念束缚，羞于查体，不愿去医院检查乳腺。

（4）图一时的省事方便，听信个别人的无稽之谈，或过于迷信某个仪器的诊断效果，放松警惕，不再进一步检查。

（5）有些人读过一些关于肿瘤的书籍或受周围人的影响，患了恐癌症，害怕自己患乳腺癌而不敢去医院检查，且不知身陷误区。定期体检一方面可以排除乳腺癌，解除心理压力；另一方面一旦确诊为乳腺癌，也能早期发现、及时治疗。

（6）生活节奏快，工作繁忙，一个个新问题的出现，忙于应对，顾不上自己的身体健康，即使有不适，也没时间去医院，随便对付一下。

以上这些错误做法造成不少乳腺癌病人延误了早诊的时机。

61. 我自己摸到乳房上有个包块，会是乳腺癌吗？

不一定，应注意将其与乳腺病的肿块区分。乳腺癌的肿块大小不一，以 2～3 厘米大小比较常见，多为单发，偶可多发。肿块多呈圆形或卵圆形，边界欠清，一般都为硬结，活动度都较差。而乳腺病通常是在双乳内同时或相继出现多个大小不等的圆形结节样肿块，无粘连，多为乳腺囊性增生病；如肿块呈结节状，质较硬，与皮肤粘连，边界不清，多是乳房结核；乳内单个或 2～3 个小肿块，界限清楚，表面光滑，活动度大，无疼痛，生长慢者，多是乳腺纤维腺瘤。若自我无法区分，保险起见还是应去正规医院进行诊治。

62. 乳房上的包块，用什么方法才能知道是不是乳腺癌？

（1）乳腺癌的 X 线检查。对乳腺癌的确诊率可达 80%～90%。在乳腺良、恶性病变的鉴别诊断和乳腺癌早期诊断方面，目前还没有其他方法能够取代它。

（2）超声显像检查。主要用途是鉴别肿块是囊性还是实性。超声检查对乳腺癌诊断的正确率为 80%～85%。

（3）肿瘤标志物检查。

（4）病理检查。

63. 乳房偶尔会痛，会是乳腺癌吗？

不一定，也有可能只是乳腺病。若是疼痛发生在哺乳期，呈胀痛或搏动性痛，兼有红、肿、热现象，患处变硬，且早期出现乳头皲裂，这多是乳腺炎。若一侧乳房呈间歇性弥漫性钝痛、串痛，或局限性隐痛、刺痛，且与月经周期和情绪变化有关联者，要考虑乳腺上皮增生。而且多数乳腺癌病人缺乏疼痛症状。由于疼痛发生较少，乳腺癌不易被早期发现。疼痛常表现为乳腺刺痛，胀痛或隐痛，如癌周伴有乳腺囊性增生也可出现周期性疼痛。

64. 乳腺癌都有哪些治疗方法？

乳腺癌的主要治疗方法包括手术治疗、放射治疗、化学治疗、内分泌治疗、生物靶向治疗和中医中药治疗。

（1）手术在乳腺癌的诊断、分期和综合治疗中发挥着重要作用。

（2）放射治疗是利用放射线破坏癌细胞的生长、繁殖。

（3）化学治疗是应用抗癌药物抑制癌细胞分裂，杀灭癌细胞。

（4）内分泌治疗是采用药物或去除内分泌腺体来调节机体内分泌功能，减少内分泌激素的分泌，从而治疗乳腺癌。

（5）分子靶向治疗是应用具有多环节作用机制的抗肿瘤药物治疗肿瘤。

（6）中医治疗强调调节与平衡的原则，通过恢复和增强机体内部的抗病能力达到阴阳平衡而治疗肿瘤的目的。

65. 乳腺癌哪种治疗方法最好？

乳腺癌最佳治疗方法须根据病人病情来决定，每个人的病情不同，适用的治疗方法自然也不同，乳腺癌最佳治疗方法也会存在一定差异，下面介绍几种乳腺癌最佳治疗方法：

（1）手术治疗　该治疗方法可适用于早期、中期、中晚期的病人，只要病人的身体状态能够接受手术的话，便可实施。该治疗方法的主要作用是使病人的原发肿瘤及区域淋巴结得到最有效的控制，减少疾病的局部复发，进而提高生存率。

（2）化学治疗　该治疗方法主要是采用化学抗癌药物来进行治疗，可用于手术的前、中和后，常以术后的辅助化疗最为常用，该治疗方法的主要目的是消灭病人手术后的残留微小病灶，从而延长病人生存期，提高病人的生存率。

（3）内分泌疗法　　该方法主要是通过药物或内分泌腺体切除的方法，来调整病人体内的雌激素水平，抑制癌细胞的分裂，进而减缓疾病的发展。

（4）中医中药疗法　　该治疗方法是我国的传统治疗方法，能很好地改善病人的病情，减轻化、放疗的毒副作用，常作为手术、放射治疗的辅助治疗，同时也可以作为晚期病人的主要治疗方法，具有副作用小等优点。

66. 乳腺癌常用的手术方式有哪些?

常用的手术方式包括：乳腺癌根治术、扩大根治术、改良根治术、全乳房切除术及保留乳房的乳腺癌切除术。没有一种手术方式能适用于所有的乳腺癌病人，应根据病理类型、分期和辅助治疗的条件选择手术方式。

67. 我还年轻，不想把乳房全切了，该怎么办?

对于某些病人，可以进行保乳手术，即仅切除瘤体局部或乳腺的1/4象限以及清扫腋窝淋巴结。保乳手术具有创伤小、痛苦小的特点，它在保留乳房外形完整性的同时，又兼顾了术后的功能恢复，配合术后综合治疗，疗效和乳癌根治术相当。

68. 哪些乳腺癌病人在手术后需要做化疗?

一般来说，复发风险比较高的病人，如区域淋巴结有转移、HER2+、激素受体阴性的病人，术后均需要辅助化疗。辅助化疗应在术后早期应用，不同化疗方案所需的疗程数不同，一般需要 4 ~ 8 周期。

69. 哪些乳腺癌病人在手术后需要做放疗?

一般来说，进行保乳手术的病人、术后胸壁有癌细胞残留、腋窝淋巴结转移数目≥4个、内乳淋巴结有转移的病人均需要术后辅助放疗。放疗一般在化疗后进行。

70. 内分泌治疗是怎么回事?

内分泌疗法主要是通过药物或内分泌腺体切除的方法，来调整病人体内的雌激素水平，抑制癌细胞的分裂，进而减缓疾病的发展。内分泌治疗对乳癌的生长和消退有控制作用，约有 1/3 的晚期乳癌病人施行卵巢、肾上腺或垂体切除术可获得缓解或部分缓解。目前，它在减少手术后的复发、提高手术切除的治愈率方面的作用越来越受到重视。激素疗法不仅用于某些晚期乳癌的治疗，也可作为手术乳癌的辅助疗法，但仅适用于激素依赖性乳癌。

71. 哪些乳腺癌病人在手术后需要进行内分泌治疗?

雌激素受体（ER）或孕激素受体（PR）阳性的病人均需行术后内

分泌治疗。内分泌治疗一般在化疗结束后进行，也可以和放疗同时进行。内分泌治疗的时间为 5 ~ 10 年。常用的内分泌药物包括抗雌激素药物（他莫昔芬）、芳香化酶抑制剂（AI）、促黄体生成素释放激素类似物（LHRH 类似物）。

72. 如何坚持规范的内分泌治疗？怎样做能避免漏服药物？

术后内分泌治疗需长期服药，为了避免漏服药物，有一些小技巧供参考：

（1）每天同一时间服药。

（2）服药同进餐或其他日常活动一起进行。

（3）使用专门的药盒帮助自己规律性按时服药（有些药盒可以将每周所需服药划分为天数，可免遗漏服药）。

（4）请身边的人帮忙提醒自己。

（5）在药物附近放置一个"药物日历"，在每次服用一个剂量后进行记录。

（6）如果忘记服药，请在记起后立即服用。但是，不要在下次服药时将剂量加倍，只要按预先设定的剂量服用即可。

73. 哪些乳腺癌病人在手术后需要行靶向治疗？

HER2 阳性（免疫组化 HER2+++ 或 FISH 检测 HER2 阳性）且肿瘤大于 1 厘米或腋窝淋巴结阳性的病人在术后均需靶向治疗，常用药物是赫赛汀，可与化疗同时或化疗后应用，应用时间为 1 年。

74. 乳腺癌骨转移该怎么治疗？

乳腺癌骨转移病人的治疗目标主要是治疗疾病，改善生活质量。控制肿瘤进展，延长生存期、缓解疼痛、恢复功能、改善生活质量。专家表示，乳腺癌骨转移治疗首先强调以全身治疗为主。乳腺癌骨转移的治疗方法主要是肿瘤内科治疗，包括化疗、内分泌治疗、分子靶向治疗，在这个基础上联合双磷酸盐类药物治疗，这些都作为乳腺癌骨转移的基本药物治疗手段。合理的局部治疗（手术、放疗）也可以更好地控制乳腺癌骨转移的症状。

75. 白细胞低能做化疗吗？

白细胞低不能做化疗。

76. 白细胞老升不起来，医生说没法化疗，该怎么办？

一些医生建议病人注射升白细胞针或口服升白细胞药物。另一方面，病人的饮食营养要充足，多吃富含蛋白质、维生素的食物，减少高脂肪、高胆固醇的摄入等。

77. 打胸腺肽有没有好处？

胸腺肽属于免疫调节物，具有诱导 T 细胞分化，促使 T 淋巴细胞亚群发育、成熟并活化的功能，并能调节 T 淋巴细胞亚群的比例，使其趋于正常。胸腺肽主要适用于放、化疗引起的免疫功能低下的病人。因此，在化疗期间及间歇期是可以应用的。不过任何药都有疗程限制，不可以长期使用。

78. 乳腺癌一般在身体哪些部位复发?

乳腺癌的复发主要包括三种类型: 局部复发、区域复发和远处转移。局部复发是指肿瘤在原发部位复发, 比如在手术切除的范围内或在胸壁复发。区域复发是指原发乳腺癌引流区域的淋巴结复发, 包括同侧腋下及锁骨上区的淋巴结出现复发或转移。远处转移是指身体其他部位受累及, 例如骨、肝、肺或脑等部位。

79. 乳腺癌复发的主要表现有哪些?

局部复发最常见的临床表现是肿瘤结节, 大部分位于皮下或皮肤上, 个别情况下可在皮肤形成溃疡。保乳术后的复发常在乳房内出现新的包块。区域性复发主要是在腋窝和锁骨上窝发现肿大淋巴结。如果出现不明原因的咳嗽、咳痰、咯血、呼吸困难、发热, 食欲减退、乏力、腹胀、肝区疼痛, 持续骨痛、头痛、呕吐、视力下降等症状, 要警惕乳腺癌复发的可能。

80. 乳腺癌复发了, 治疗还有价值吗?

在所有乳腺癌病人中, 尽管大部分病人会接受辅助治疗, 但仍有30% ~ 40% 的病人会发展为转移性乳腺癌。转移性乳腺癌通常不可治愈, 是临床医师面临的一大挑战。但是, 即使是晚期病人, 积极地进行化疗、放疗、内分泌治疗、靶向治疗、中医中药治疗, 仍可以控制疾病与症状、延长生存期、保证机体功能、恢复社会功能及提高生活质量。因此, 即使已经是晚期, 治疗仍须积极进行。

81. 乳腺癌复发后应如何面对?

癌症复发是每一位康复者所担心的问题。一旦癌症复发，病人都会在心理上产生强烈的挫败感，特别是有了第一次与癌症搏斗的经历，难免会对新一轮的治疗产生畏难情绪。在癌症复发后，尽管病人很难做到，但还是应该调整情绪，尽量减轻精神负担，要相信新的药物和治疗方法随时会出现，把癌症看作一种慢性疾病，学会带瘤生存。

总的来说，目前通过多种治疗手段，乳腺癌即使复发也可在多年内成功控制癌症。那句"癌症复发就等于死亡"的言论已经不再正确。很多癌症在长期治疗后会变成慢性疾病。如何很好地带癌生活，继续保持正常生活，对病人来说已经成为一大挑战。平衡各个因素，包括帮助家人适应这一变化，调节情绪以及保持乐观是非常重要的。

82. 完成治疗后，乳腺癌病人如何进行随访?

乳腺癌病人在完成常规手术及术后放、化疗后应定期随访，以监控病情。随访在术后2年内每3～4个月1次，第3～5年每6个月1次，5年后可每年1次。随访项目包括临床体检、血液学检查、影像学检查。

83. 乳腺癌病人如何调节低落的情绪?

（1）乳腺癌病人应多与家人和朋友谈心，告诉他们自己的感受，常常倾诉后会感觉轻松很多。

（2）打太极拳、练瑜伽、看电影、听美妙的音乐或参加一些集体活动如绘画班、茶艺课，可放松心情、忘却烦恼。

（3）参加抗癌协会，在那里可与癌症病人分享与病魔斗争的心得体会，增强战胜癌症的信心。

（4）可通过写日记的方式抒发内心的痛苦。

此外，患癌之后，有些人会变得沮丧、自卑而不愿与他人接触与交流，将恐惧、害怕的感觉藏在内心深处。这只能加剧痛苦和悲伤，严重的话，还会转变成抑郁症。如果您实在无法摆脱这种感觉，请去看医生，抗抑郁治疗可能会有帮助。

84. 乳腺癌病人如何处理好夫妻间的性关系？

化疗或内分泌治疗可以引起性欲改变，您可以将自己的感受告诉丈夫以获得理解，也可通过拥抱的方式表达您的感情。伴侣双方应开诚布公地告诉对方各自需要什么、不需要什么，才能避免误解，维持良好的性关系。

85. 乳腺癌病人还能正常怀孕吗？

因为治疗具有一些副反应，乳腺癌病人在整个治疗期间应采取避孕措施。治疗可能引起短暂和永久的不孕，因此，如果您想要孩子，请告诉医生。医生会充分考虑您的病情，给出合理建议。从目前的研究看，乳腺癌病人在完成治疗后，是可以正常怀孕的。

86. 乳腺癌病人还能继续工作吗？

经过一段时间的治疗后，您完全可以继续工作。但是您可能会觉得体力不如从前了，这时，您可以与上司商量调整一下工作安排，比如在家里工作、减少工作量或缩短工作时间，根据治疗周期安排工作时间。

87. 出院后，病人应该注意什么？

经过乳腺癌手术治疗出院后，还有几个问题需要病人注意：

（1）防止复发 乳腺癌手术病人出院时，伤口一般已经完全愈合，这时首先要注意的是复发问题。切不可认为做了手术就万事大吉了，乳腺癌和其他肿瘤一样，仍有复发的可能。局部复发多在术后 2 年内，其中约 40% 发生在术后 6 个月内。因此，在术后半年内应每个月到医院复查一次，以后每 3 个月复查一次。

同时病人还可进行自我检查，经常触摸患侧胸壁、对侧乳房、双侧腋窝及锁骨上窝等部位，若发现有可疑的肿块，则应立即到医院检查。两年后复发的可能性比较小，可每隔半年或一年复查一次，以防远处转移。

为了防止复发，有时医生还开一些抗癌药物，病人除按时服用外，更要定期复查。这时的复查除了预防肿瘤复发外，还要检查这些药物是否对身体产生了副作用，并及时调整用药种类及剂量。

（2）功能锻炼 由于乳腺癌手术范围较大，局部皮肤、皮下脂肪、血管、神经、淋巴管以及肌肉等都会有不同程度的损伤，从而影响患侧上肢的活动，甚至出现胸廓畸形。要预防这一点，最重要的是及时进行功能锻炼。功能锻炼的方法很多，也比较简便。一般在手术后 1 周左右就应开始活动上肢，先使患侧手臂逐渐上举，开始时由于疼痛致使活动度很小，但不要着急，要坚持天天练习。当患侧手臂可以触到同侧耳朵时，可练习用患侧手臂梳头，先从患侧梳起，逐渐梳向对侧，直到可以触到对侧耳朵。另外还可将患侧手臂背后逐渐向上摸，直到能摸到对侧肩胛骨。同时还可做些扩胸运动，使患侧胸廓及肩关节得到适当的运动。

由于手术中患侧淋巴结被清扫，许多毛细淋巴管、血管被损伤，可能会影响上肢血液和淋巴液的回流，使患侧上肢肿胀而影响活动。预防这一点，应适当活动上肢，使肌肉收缩，以促进血液、淋巴液的回流。若出现了上肢肿胀，则应尽量避免在患肢注射或静脉穿刺输液等。总之，只要及时并坚持锻炼，患侧手臂功能是完全可以恢复正常的。

（3）心理负担 乳腺癌手术本身虽不会对整个身体健康产生严重

影响，但失去一侧乳房势必给病人带来心理上的负担，特别是年纪还不太大的妇女负担更重。为了弥补这一损失，在术后2年，如经医生检查确无复发，则可行乳房再造术。

88. 乳腺癌病人术后如果能活过5年，以后是不是就没事了？

乳腺癌和别的肿瘤一样，即使术后5年后仍有复发的可能。只是大多复发集中在术后2～3年，以后复发风险逐渐减低。所以即使术后5年以后，仍要坚持每年复查一次。

89. 乳腺癌病人出院后能不能做运动，如跳广场舞？

乳腺癌病人出院后要继续运动训练，制订一个康复表格，严格按照康复表格进行训练是很有必要的，并可通过日常生活动作如开关窗帘、拧手巾、拧洗后的衣物等来代替其中的一些训练内容，若是广场舞的活动量较大，则应注意避免。除此之外，还要注意患侧上肢的保护，防止勒紧或压迫患侧上肢：①手表或戒指戴在健侧；②患侧肢体不负荷物体，挎包应背在健侧；③穿着衣袖宽松的衣服。

90. 乳腺癌病人应吃什么？

丰富的营养有助于病人顺利度过手术、促进伤口愈合，有利用对抗化疗和放疗引起的恶心、呕吐等副作用。过度营养和肥胖对乳腺癌病人的康复不利，因此，乳腺癌病人饮食应以清淡、低脂、易消化食物为主。日常生活中可多饮水或果汁，以补充呕吐和腹泻导致的体液丢失。可进食一些优质蛋白如酸奶、鸡蛋、瘦肉。选择一些对防治乳腺癌有益的食物，如海带、海参和黄豆制品。注意戒烟、酒，因为吸烟和喝酒会减低人体的消化功能和免疫防御机制，加重化疗、放疗的副作用，不利于病人的病情恢复。

91. 乳腺癌病人在日常生活中应注意什么？

（1）生活有规律，按时起居。制订一份日常活动表，安排好每日的活动，使生活既充实又不太劳累。

（2）做一些力所能及的工作，既可以分散注意力，又可消磨时间。

（3）适当参加一些户外活动和运动。适当活动如散步可帮您恢复体力，适当运动有利于睡眠、减轻恶心及促进疾病康复。运动应在体力允许的范围内，从活动量小的运动开始，逐渐增加运动量。

（4）保证充足的睡眠，良好的睡眠有助于恢复体力和精力，缓解疲劳。

（5）睡前洗个热水澡，读一些轻松愉快的书、听一些舒缓的音乐都有助于睡眠。

医生叮嘱

学会掌控自己的身体。
正确面对疾病带来的压力。

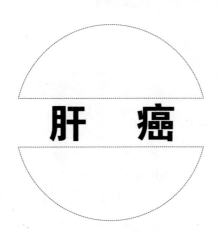

肝　癌

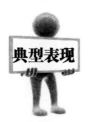

典型表现

①食欲明显减退，腹部闷胀，消化不良，有时出现恶心、呕吐；②右上腹隐痛，肝区可有持续性或间歇性疼痛，有时可因体位变动而加重；③全身乏力、消瘦、不明原因的发热及水肿；④黄疸、腹水、皮肤瘙痒；⑤出血：鼻出血、皮下出血等。

本章问题由 **薛妍** 医生回答

92. 什么是肝癌？

肝癌是指发生于肝脏的恶性肿瘤，包括原发性肝癌和转移性肝癌两种，人们日常说的肝癌多指的是原发性肝癌。原发性肝癌是临床上最常见的恶性肿瘤之一，原发性肝癌按细胞分型可分为肝细胞型肝癌、胆管细胞型肝癌及混合型肝癌。

93. 肝癌的主要病因是什么？

（1）病毒性肝炎　与肝癌相关的病毒性肝炎主要为乙型肝炎与丙型肝炎。肝癌病人中约有 1/3 的病人有慢性肝炎病史，乙型肝炎病毒和丙型肝炎病毒是肯定的促癌因素。

（2）肝硬化　肝癌病人中合并有肝硬化者为 50%～90%，近年来发现丙型病毒性肝炎发展为肝硬化的比例不低于乙型肝炎。

（3）化学致癌物　黄曲霉素的代谢产物有强烈的致癌作用，存在于霉变的玉米、花生等食品中，食品被黄曲霉素污染严重的地区，肝癌的发病率也较高。亚硝胺类、偶氮芥类、酒精、有机氯农药等均是可疑的致癌物质。

（4）饮用水污染　一些地区饮用水常被多氯联苯、氯仿等污染，近年来发现池塘中生长的蓝绿藻是强烈的致癌植物，可污染水源。

（5）寄生虫　华支睾吸虫感染可刺激胆管上皮增生，可导致原发性胆管癌。

（6）长期酗酒　酒精进入人体后，主要在肝脏进行分解代谢，酒精对肝细胞的毒性使肝细胞对脂肪酸的分解和代谢发生障碍，引起肝内脂肪沉积而造成脂肪肝。饮酒越多，脂肪肝也就越严重，还可诱发肝纤维化，进而引起肝硬化。

94. 肝癌遗传吗?

癌症的病因 90% 是外因性的，遗传在肿瘤的病因中所占的分量极小，大多数癌症与遗传因素无明确关系。对于那些有数人同时或先或后患肝癌的家庭来说，也许共同的生活条件，比如共同接触了某种致癌物质的因素要比遗传因素重要得多。换句话说，肝癌虽不会遗传，但有一定的家庭聚集倾向。对一个曾经发生过肝癌病人家庭中的成员，应该警惕此病。

95. 肝癌应做什么检查?

（1）肝癌标记物检测 ①甲胎蛋白（AFP）：AFP 现在已被广泛用于原发性肝癌的普查、诊断、判断治疗效果及预测复发。血清 AFP 检查诊断肝细胞癌的标准为：大于 500 微克/升并持续 4 周以上，AFP 在 200 微克/升以上的中等水平持续 8 周以上，AFP 由低浓度逐渐升高不降。②其他肝癌标志物：血清岩藻糖苷酶（AFu）、异常凝血酶原（APT）、同工铁蛋白（AIF）等有助于 AFP 阴性的原发性肝癌的诊断和鉴别诊断，但不能取代 AFP 对原发性肝癌的诊断地位。

（2）影像学检查 ①超声显像；② CT；③ MRI；④肝血管造影。

（3）肝穿刺活体组织检查。

96. 我和弟弟得了乙肝，会变成肝癌吗?

在我国，慢性病毒性肝炎是原发性肝癌诸多致病因素中最主要的病因。前面已经提到原发性肝癌病人中约 1/3 的病人有慢性肝炎病史，流行病学调查发现肝癌病人 HBsAg 阳性率可达 90%，提示乙型肝炎病毒（HBV）与肝癌高发有关。

97. 得这种病是不是喝酒造成的？

根据一些调查报告显示，在欧美国家，肝癌常在酒精性肝硬化的基础上发生。

98. 我没有乙肝，是不是不会得肝癌？

不一定。肝癌的致病因素除了病毒性肝炎之外，还有其余几种：①肝硬化；②黄曲霉毒素；③饮用水污染；④遗传因素；⑤其他：一些化学物质如亚硝胺类、偶氮芥类、有机氮农药、酒精等。

99. 肝癌的主要临床表现是什么？

肝癌的早期表现很不典型，往往容易被忽视。主要有以下症状：

（1）食欲明显减退，腹部闷胀，消化不良，有时出现恶心、呕吐。

（2）右上腹隐痛，肝区可有持续性或间歇性疼痛，有时可因体位变动而加重。

（3）全身乏力、消瘦、不明原因的发热及水肿。

（4）黄疸、腹水、皮肤瘙痒。

（5）出血。常常表现为鼻出血、皮下出血等。

肝癌的一些典型症状只有疾病进展到中晚期时才会发生，而那时往往已经丧失了手术机会，因此平时的自我检查非常重要。当感觉疲惫乏力持续不能缓解时，很可能是肝病的预兆；心窝处沉闷感，或是腹部右上方感觉钝痛，有压迫感和不适感等，体重减轻，时有原因不明的发热及出现黄疸，应尽早前往医院检查。

100. 肝癌如何诊断？

（1）血清甲胎蛋白（AFP）检查　约85%的肝癌病人的 AFP 会升高，但是3厘米以下的小肝癌，大约只有2/3的病人的 AFP 会升高。

（2）影像检查　包括 B 超、CT、血管造影、MRI。

（3）病理组织诊断　是诊断肝癌最直接的方式。

101. 医生说我得了小肝癌，是说我的病情处于早期吗？

小肝癌是相对于大肝癌而言的。小肝癌又称为亚临床肝癌或早期肝癌，临床上无明显肝癌症状和体征。小肝癌一般指肝细胞癌中单个癌结节最大直径不超过3厘米或两个癌结节直径之和不超过3厘米的肝癌。病人常无临床症状。瘤结节多呈球形，边界清楚，切面均匀一致，无出血及坏死。我国的小肝癌标准是：单个癌结节最大直径不超过3厘米；多个癌结节数目不超过两个，其最大直径总和应小于3厘米。

102. 甲胎蛋白是什么？甲胎蛋白升高，就说明得了肝癌吗？

甲胎蛋白是一种糖蛋白，英文缩写 AFP。正常情况下，甲胎蛋白主要来自胚胎的肝细胞，胎儿出生后约两周甲胎蛋白从血液中消失，因此正常人血清中甲胎蛋白的含量尚不到20微克/升。当肝细胞发生癌变时，体内又恢复了产生甲胎蛋白的功能，而且随着病情恶化其含量会急剧增加。因此，甲胎蛋白就成了诊断原发性肝癌的一个特异性临床指标。

大约80%的肝癌病人血清中甲胎蛋白升高，但甲胎蛋白升高不能说明一定得了肝癌。近年大量的临床发现，部分肝硬化病人会长期出现甲胎蛋白明显上升，但多年都没有肝癌的迹象。同时发现约 20% 的晚期肝癌病人，直至病故前，甲胎蛋白仍未见明显升高。另外，在其他肿瘤如生殖细胞肿瘤、胰腺癌或肺癌中也可出现甲胎蛋白不同程度的升高。

103. 我的肝脏上有个结节，CT 报告说是钙化灶，会是肝癌吗？

肝内钙化灶是肝实质细胞炎症后形成的疤，一般无大碍，部分病人可能和肝内胆管结石病人一样会有肝区闷胀感觉，如确诊一般不需治疗。肝内钙化灶常见于 20 ~ 50 岁的人群，男女出现率均等，一般为单个钙化灶，右肝多于左肝，很少同时出现左、右肝钙化灶。形成肝内钙化灶的原因包括：①肝内胆管结石是最常见的因素；②肝内慢性炎症或创伤；③寄生虫感染；④肝脏良、恶性肿瘤和肝内转移瘤钙化；⑤先天发育形成。

总之，对肝内钙化灶不必盲目害怕和恐惧，首先要排除肝脏原发性或继发性肿瘤，继而要区分肝脏感染和炎症，最重要的是应该到正规的肝胆外科或普通外科进行诊疗，只有明确病因，才能采取针对性治疗。

104. 小肝癌能治好吗？

小肝癌的治疗方法有很多，包括手术、放疗、化疗、中药治疗，但是单纯的治疗，病人的复发率很高，一般采用综合治疗效果更佳。

105. 肝癌的治疗方法有哪些？

肝癌的治疗方法包括手术治疗及非手术治疗，非手术治疗主要有肝动脉栓塞、酒精注射、射频治疗、化学治疗及分子靶向治疗等。

106. 肝癌用哪种治疗方法最好呢?

由于病人个体差异和肿瘤生物学特征不同, 治疗过程要根据病人具体情况制订可行的治疗计划, 合理地选择一种或多种治疗方法联合应用。尽可能去除肿瘤组织, 修复机体的免疫功能。保护病人重要器官的功能。综合治疗目前已成为中晚期肝癌主要的治疗方案。

107. 是不是所有的肝癌病人都能做手术?

并不是所有的肝癌病人都适合接受手术治疗。能否手术主要取决于两个要素: 一是病人肝功能的好坏, 二是肿瘤的位置、数目及大小。不适合手术的常见原因包括:

(1) 肿瘤已有肝外转移, 或是肝脏两叶多发性肿瘤。

(2) 肿瘤侵袭到肝门脉主干或两侧分枝。

(3) 病患肝功能不良或已有明显腹水。

当然, 肿瘤大小、数目、邻近脏器侵袭 (如横膈膜、大肠、肾上腺) 或肿瘤已破裂过等, 以上并不是手术适应证的唯一决定因素。若病人状况良好, 仍可接受大范围的切除。

108. 肝癌病人如果不能手术, 还有哪些治疗方法?

主要有肝动脉化疗栓塞治疗 (TACE)、无水酒精注射疗法 (PEI)、物理疗法、放射治疗、全身化疗、生物和免疫治疗等。

109. 手术能治好肝癌吗?

手术仍是目前根治原发性肝癌的最好手段，凡有手术指征者均应积极争取手术切除。

110. 肝癌病人手术后还需不需要其他治疗?

由于手术切除仍有很高的复发率，因此术后宜加强综合治疗与随访。

111. 肝癌病人切了一半肝脏，对人体有没有什么影响?

肝脏是人体内最大的化工厂，作用如此之大，一旦有病，其结果可想而知。肝脏具备巨大的储备能力，动物实验证明，当肝脏被切除70%～80%时，并不会出现明显的生理紊乱，正常情况下只需20%～30%的肝细胞即可满足全身的需要。而当人体肝脏内长了肿瘤并使肝脏变形时，只要这些占位病变没有压迫汇管区，手术中只要保留300克以上的健康肝组织，术后病人仍未见明显异常，肝功能也不会有太大的障碍，因此，肝脏这种强大的代偿能力为外科手术和肝移植创造了条件，奠定了良好的基础。所以，肝移植者即使切除肝脏的一半，剩余的肝脏也是完全可以维持正常工作的，同时也不会影响到捐献肝脏者的生命。

112. 什么是介入治疗，适用于哪些病人?

我们常说的介入治疗指肝动脉栓塞化疗，是利用正常肝脏与肝肿瘤血液供应不同的特性，将化学药物与栓塞粒子直接注入供给肝肿瘤营养的血管。一方面可使化疗药物集中于肿瘤之中，提高治疗的效果;

另一方面可阻断肿瘤的营养供给而加速其坏死。适用于不能接受手术的肝癌病人，要求肝功能仍在正常值 3 ~ 5 倍，黄疸指数不高，近日没有胃肠道出血、明显腹水与肝性脑病。

113. 什么是肝癌射频治疗，适用于哪些病人？

射频肿瘤烧灼（RFA）是将一治疗探针置入肿瘤组织中，当电流由仪器治疗探针经过身体组织和体表的电极片时，在探针周围产生高射频作用于肿瘤及附近细胞，并产生热能，当温度在 50℃ ~ 100℃时便可造成肿瘤细胞凝固性坏死。适用于不适宜手术治疗、肝脏单发肿瘤且小于 5 厘米或肝脏 1 ~ 4 个肿瘤都小于 3 厘米。

114. 索拉非尼是肝癌的靶向药物吗？

索拉非尼是治疗肝癌的主要分子靶向药物。在欧美国家进行国际多中心 III 期研究（SHARP）显示，经索拉非尼治疗的晚期肝癌病人总生存期显著延长 44%。另一项在亚太地区开展的多中心 III 期研究显示，经索拉非尼治疗的亚太地区晚期肝癌病人的总生存时间显著延长了47%。目前，索拉非尼被中国食品药品监督管理局批准用于无法手术或远处转移肝细胞癌治疗的靶向药物。

115. 如何服用索拉非尼？

请按照医生指示正确服用索拉非尼。索拉非尼为口服片剂，应当整片吞服，推荐剂量为每天 2 次、每次 2 片（200 毫克 / 片）。空腹（餐前 1 小时或餐后 2 小时）服用，以一杯温水送服。或伴低脂或中脂饮食服用，医生叮嘱。治疗必须持续，直到无法临床获益或出现无法耐受的药物不良反应为止。若有不良反应，请及时就医，医生会根据不良反应程度调整索拉非尼剂量或停用索拉非尼。

116. 索拉非尼引起的常见不良反应有哪些?

（1）手足皮肤反应　索拉非尼治疗过程中可能出现一系列手和（或）足的症状。

常见症状：①手、足麻木感、针刺感或麻刺感；②皮肤敏感性增加；③烧灼感；④红斑；⑤肿胀；⑥皮肤变硬或者起茧；⑦起疱；⑧干燥和（或）皲裂；⑨脱屑和（或）脱皮。

特点：①通常双侧发生；②症状常常同时或接连出现；③手足受压部位症状更严重；④通常出现于治疗的前 6 周，尤其是第 1～2 周；⑤在整个治疗过程中，随治疗时间延长，症状会逐渐减轻和耐受。

（2）和皮肤相关的其他不良反应　如皮疹、皮肤发红或皮肤瘙痒。在索拉非尼治疗期间，脸部或身体会出现皮疹，一般会在治疗早期出现。这些皮疹和于足皮肤反应不同，常见皮疹有以下三种类型：面部皮疹、身体斑丘疹，伴小脓疱的身体发红斑疹。

（3）高血压　血压正常值：舒张压 ≤ 90 毫米汞柱、收缩压 ≤ 140 毫米汞柱。在索拉非尼治疗过程中可能会发生血压升高，通常出现在治疗的前 6 周。

（4）消化系统不良反应　腹泻、恶心、呕吐、腹部痛性痉挛和腹胀、口腔黏膜炎，消化系统症状可能出现在索拉非尼治疗的任何阶段。

（5）疲乏　体力上、情绪上和精神上的疲倦感，并且无法以休息缓解。

（6）血液系统不良反应　中性粒细胞减少、淋巴细胞、血小板减少、贫血。

（7）全身反应　疲劳乏力、虚弱、疼痛、体重减轻、声音嘶哑等流感样症状。

（8）发热　一般出现在治疗早期。

117. 索拉非尼引起的手足皮肤反应如何处理?

（1）改善手足皮肤反应的方法

①穿棉袜或垫软垫，穿软底鞋或者网球鞋，防止足部受压；

②不要长时间站立；

③用含低浓度（1% ~ 3%）硫酸镁的温水浸泡患处；

④使用芦荟汁涂抹患处，预防手足皮肤反应；

⑤可在患处使用皮炎平治疗；

⑥足部使用尿素维生素 E 软膏或芦荟保湿霜，每日涂抹 2 次，或睡前涂上厚厚一层，穿棉袜以隔离被褥；

⑦修剪脚皮可预防先前已有皮肤起茧的病人出现手足皮肤反应；

⑧如果足部皮肤持续增厚或者起茧，可以请足疗师治疗，防治继续加重。

（2）改善皮肤相关不良反应的方法

①沐浴后或睡觉前在皮肤上涂抹保湿霜；

②使用去头皮屑的洗发水缓解头皮不适或作为浴液使用来缓解瘙痒；

③穿宽松的衣裳；

④沐浴时避免水温过高；

⑤避免直接日晒；

⑥使用防晒指数至少为 30 的防晒霜；

⑦避免食用辛辣刺激性食物及海产品；

⑧在医生指导下口服抗组胺药。

118. 索拉非尼引起的高血压如何处理?

（1）如果在开始索拉非尼治疗前治疗前存在高血压，用药前应当控制好高血压。

（2）在开始索拉非尼的前 6 周应每周监测血压，之后也应定期监测血压。

（3）当出现血压 > 150/100 毫米汞柱或舒张压较平时升高 > 20 毫米汞柱，反复出现或持续时间 > 24 小时，不论有无头痛、头晕等症状，请及时就医，积极进行抗高血压治疗，必要时遵医嘱减量。

（4）索拉非尼相关的高血压可以用标准降压药物治疗。

（5）使用降压药物治疗后，仍不能很好地控制高血压，医生可能会考虑停用索拉非尼。

（6）如果出现以下症状，如头晕、头痛和（或）视力模糊等，请及时就医。

119. 腹泻的处理方法有哪些?

（1）饮食调节　①餐后 1 小时内避免饮水；②饮用足够的液体避免脱水（但不是餐后）；③清淡饮食；④避免辛辣和乳制品；⑤避免可加重腹泻的食物和大便软化剂，如芹菜、韭菜、纤维素等。

（2）药物治疗　大便次数超过每日 4 次以上，需要咨询您的医生，并采用止泻药物治疗，常用止泻药物包括易蒙停等，也可以用思密达保护胃肠黏膜。

120. 恶心、呕吐的处理方法有哪些?

（1）饮食调节　①药物不与食物同食（宜在进食 1 小时前或进食 2 小时后服药）；②少量多餐，避免油腻食物，不主张吃西瓜，早餐少油、少辣、少喝奶。

（2）药物治疗　如恶心、呕吐症状严重，请咨询您的医生，必要时采用药物治疗。

121. 口腔黏膜炎及口腔溃疡的处理方法有哪些?

（1）生活习惯调节　每日饭后及睡前刷牙漱口，保持口腔卫生。

（2）饮食调节　尽量吃软食，少食多餐，忌吃过硬、过冷、过热及辛辣食物，多食用新鲜水果和蔬菜。

（3）药物治疗　可用无刺激性口腔清洁剂如过氧化氢与生理盐水混合液等进行口腔消毒；口腔溃疡较轻时，可用洗必泰、局部溃疡贴膜治疗；对中度及重度口腔疼痛者，可局部用药，如利多卡因、硫糖铝、苯海拉明等；出现霉菌感染可用制霉菌素润漱口腔，并用3%的苏打盐水漱口。

122. 疲乏的处理方法有哪些?

疲乏的感觉包括缺乏精力或感觉虚弱，经常感到悲伤、不安和挫折感，注意力不集中，难以入睡或睡眠过多，做任何事都缺乏动力。缓解疲乏的小秘诀包括：

（1）将每天要做的事情设定好先后顺序。

（2）精力最充沛的时候做最重要的事情。

（3）通过游戏、音乐、书籍等方式放松自己。

（4）白天不要睡太长时间。

（5）尽量在白天保持活力。

（6）晚上不要做运动，夜间保证充足的睡眠。

（7）避免摄入咖啡因。

123. 索拉非尼需要服用多久?

治疗必须持续，直到病人无临床获益或出现无法接受的药物毒性为止，如果出现严重或持续的不良反应，可咨询医生后，进行索拉非尼剂量调整。

124. 服用索拉非尼有效果后可不可以减量维持使用?

有效后也不可以减量，因为减量使用后会影响后续的疗效。

125. 服用索拉非尼之前及服用期间，应该告诉医生些什么?

（1）服用索拉非尼前，应该告诉医生您现在正在服用的药物，或未来即将服用的药物。

（2）若您服用索拉非尼前、后可能怀孕了，应立即告诉医师，因为索拉非尼会影响胎儿的正常发育。

（3）若您有肝、肾、高血压、心脏、出血、胸痛方面的疾病，或是癌症以外的疾病，请告诉医生。

（4）若您需要接受外科或牙科手术，也请告知医生您正在服用索拉非尼。

（5）若您曾经对索拉非尼过敏，也应该告诉医生。

126. 如何预防肝癌?

（1）接种疫苗，预防病毒性肝炎。

（2）多吃粗粮，忌食霉变食物，适当补硒。

（3）忌乱服药物，避免药物性肝损伤。

（4）戒烟限酒。

（5）勤锻炼、放宽心。

127. 肝癌病人在日常饮食中应注意什么?

（1）注意饮食卫生，日常饮食要定时、定量、少食多餐。

（2）食物要新鲜，不吃发霉变质的食品。

（3）多吃含维生素 A、C、E 的食品。

（4）多吃绿色蔬菜和水果，保持大便通畅。

（5）戒烟、戒酒。

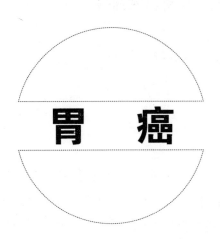

胃　癌

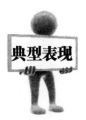
典型表现

　　胃癌是世界上常见的恶性肿瘤之一，据统计每年约有 70 万病人死于胃癌，我国是胃癌高发区，胃癌发生率及死亡率均为世界平均水平的 2 倍，严重影响我国人民的健康。早期胃癌多无症状，或者仅有一些非特异性消化道症状，进展期胃癌常见的症状有上腹痛、纳差、厌食、体重减轻，但上述症状均无明显特异性。

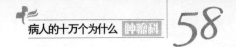

本章问题由 喻召才 医生回答

128. 胃癌的发病率如何?

胃癌在世界范围内均是最常见的恶性肿瘤之一。根据世界卫生组织公布的全球统计报告,世界胃癌年发病率为 13.86%/10 万人,仅次于肺癌居第二位。我国是胃癌的高发区,每年新发现 40 万胃癌病人,占世界胃癌发病人数的 42%。

129. 胃癌常见的症状有哪些?

早期表现为上腹胀痛、钝痛、隐痛,约有 80% 的病人有此表现,将近 50% 胃癌病人有明显食欲减退或食欲不振。早期胃癌也可有溃疡样症状,呈节律性疼痛、反酸,内科治疗可缓解等。这些症状常无特异性,可时隐时现,可长期存在。有的病人胃癌与某些良性病变共存或在某些良性病变的基础上(如慢性萎缩性胃炎,消化性溃疡等)发生癌变,而这些良性胃部疾病的症状已长期存在,或反复发作,更易使病人和医生放松对胃癌的警惕,而延误诊断时机。某些早期胃癌也可以出现呕血、黑粪,或吞咽困难等症状而就诊。晚期可出现乏力,腰背疼及梗阻后出现恶心、呕吐、进食困难。

130. 胃癌病人术后饮食要注意什么?

胃是人体重要的消化器官,不仅有储存食物的功能,还可分泌胃酸,帮助食物的消化和吸收。人体缺少胃将对机体消化功能产生较大影响,而采取合理的饮食原则和措施可以改善病人营养状况，减少术后并发症，提高病人的生活质量。

（1）术后应在医生的指导下采用"循序渐进，少量多餐"的原则增加营养。

（2）术后半年之内，食物宜细软、好消化。

（3）胃十二指肠切除术后可导致病人胃酸及胰液分泌减少，影响脂肪、某些维生素和微量元素的吸收，如铁、钙、维生素 B_{12}、叶酸等，可通过补充多种维生素片进行纠正。

131. 胃癌病人为什么大都会出现贫血？

这是因为，胃癌局部的癌灶由于生长迅速，血供不足，造成局部癌组织缺血坏死、脱落，其供应血管也会相应破裂出血。如果血管较粗，会形成大出血如呕血、黑粪；如果血管较细，持续时间较长，就会出现长期慢性失血。失血量过多，超出了机体再生的能力，就会出现贫血。贫血的程度有轻有重，贫血程度与病情轻重相关性不大。

132. 胃溃疡必然会发展成胃癌吗？

任何疾病都不是一下子患上的，胃溃疡属慢性病，多发且易反复，不注意保健和及时治疗，有可能会导致胃癌。但如果能够调整好心态，养成良好的生活及饮食习惯，再配合药物治疗，是完全可以预防胃癌发生的。

133. 吸烟会诱发胃癌吗？

据全球数据统计，11% 的胃恶性肿瘤与吸烟密切相关。吸烟及应用其他烟草制品会显著增加胃癌死亡危险，烟草及烟草烟雾中含有许多种致癌物质和促癌物质，如苯并芘、二甲基亚硝胺、酚类化合物、放射性元素等。其他严重有害物质包括尼古一氧化碳和烟焦油。这些有害成分可直接刺激胃黏膜，促进胃炎、胃溃疡形成，并延缓其愈合，而经久不愈的胃溃疡是发生癌变的原因之一。

134. 胃癌的治疗方法有哪些？

（1）手术治疗　根据方式可分为：传统开腹手术、腹腔镜手术以及内镜手术等，而根据治疗目的，则可划分为根治性手术、姑息性手术、减状手术等。

（2）放射治疗　放疗其并发症较多，甚至引起部分功能丧失；对于晚期病人，放射治疗效果并不完好。胃癌不能单独用放疗来根治，放疗在胃癌治疗中的作用主要是辅助性的或姑息性的。

（3）化学治疗　目前化疗在胃癌综合治疗中的地位已经得到了广泛的认同，按化疗的目的不同一般可将化疗分为以下几类：①新辅助化疗，是在手术前给予辅助化疗。时间不可能太长，一般给予3个疗程左右。主要目的是减少肿瘤负荷、提高手术切除率、减少术后复发及转移的可能性。②术后辅助化疗，术后早期配合全身化疗，抓住大部分肿瘤已被切除的机会，及时消灭已转移的微小病灶。③晚期胃癌的姑息性化疗，已经出现远处转移或手术无法根治的病人已基本失去治愈的可能，但是化学治疗可以有效地延缓疾病的进展并达到延长生存期的作用。

135. 胃癌会遗传吗？

胃癌不是遗传病。但是有遗传因素和家族因素，所谓遗传因素是说由于遗传了上一代的基因，机体对癌细胞不敏感，这类人较常人易患癌。家族因素是说由于生活环境、饮食习惯及幽门螺旋杆菌感染，也可以导致这类人易患癌。

136. 胃癌术后，应该多长时间复查一次胃镜?

胃癌切除术后 1 ~ 2 年，吻合处可能有残留癌细胞复发，故应定期胃镜复查。一般说来，胃癌术后 1 年内 3 ~ 5 个月复查 1 次，1 年后半年左右复查 1 次，3 年后改为每年复查 1 次。

137. 胃癌的预后与哪些因素相关?

决定胃癌预后的主要因素包括肿瘤的分化程度、肿瘤侵犯胃壁的深度、淋巴结转移情况以及有无肝、肺转移和腹腔内种植转移等。综合考虑以上因素可以大致预测肿瘤的预后。

其中肿瘤的分化程度一般分为 4 级，即 Ⅰ、Ⅱ、Ⅲ、Ⅳ 级，Ⅰ 级分化程度最好，肿瘤细胞与正常细胞比较接近，一般预后较好；Ⅳ 级肿瘤细胞分化最差，恶性程度高，预后较差。胃壁一般可以分为黏膜层、黏膜下层、肌层以及浆膜层，根据肿瘤的侵犯深度可以将肿瘤分为 T_1、T_2、T_3 以及 T_4 期，T_1 期肿瘤局限在黏膜下层内，手术效果最好；T_4 期为侵犯周围脏器的肿瘤，一般需要行联合脏器切除术。胃周围淋巴结约有 20 组，一般分为 3 站，第一站距离胃癌最近，第三站距离胃癌最远。如果胃癌出现肝、肺等远处转移，或腹腔种植，则属于晚期，往往不能手术切除了。

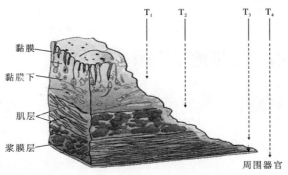

胃壁与肿瘤浸润深度示意图：根据胃癌浸润胃壁的深度，可以将肿瘤分为 T_1 ~ T_4

138. 胃病病人应该如何预防胃癌的发生?

（1）积极治疗幽门螺杆菌感染，另外，治愈或已好转的病人应注意饮食卫生或过劳、戒除不良习惯，以避免再次复发。

（2）平素多吃富含维生素 C 的蔬菜和水果。能阻止致癌物前体—亚硝基化合物的合成，此外，维生素 C 能通过促进干扰素的合成起到抗癌作用。

（3）多食富含天然 β 胡萝卜素的食物。它对修复上皮细胞、增强免疫功能、防癌有重要作用。

（4）避免各种伤胃因素，如大量饮酒，过量冷食、油腻食品，过食辣椒、咖啡等刺激性食品等。

最后应注意，并发胃黏膜不典型增生及结肠不完全化生的胃病病人，应定期进行纤维胃镜复查，密切观察。

139. 胃癌的靶向治疗有哪些药物?

现 NCCN 指南推荐，对 HER2 阳性病人曲妥珠单抗成为最佳的治疗选择。但全球胃癌病人的 HER2 阳性率并不高，此外尚有部分 HER2 阳性病人对曲妥珠单抗的疗效仍不佳。现在还有更多的靶向药物开始尝试应用于胃癌，它们或单药或联合化疗药物，分布于一、二、三线治疗的临床研究中。

140. 胃癌化疗常用的药物有哪些?

胃癌的化疗药物，主要包括：氟脲嘧啶类、铂类与紫杉类三类化疗药物。

141. 胃癌化疗期间饮食方面需要注意什么?

胃癌病人在化疗期间应该注意在饮食上补充营养,宜进食清淡和容易消化的高热量、高蛋白、高维生素、适量脂肪饮食。宜少食多餐,多素少荤。忌辛辣刺激、坚硬、粗糙、多纤维、油腻、黏滞不易消化以及过冷、过热食物,忌酒,以保护胃黏膜和减轻胃肠道负担等。

142. 胃癌最常见的转移部位有哪些?

(1)直接蔓延扩散至相邻器官如胰腺、横结肠等脏器。

(2)淋巴转移,肿瘤细胞先侵及局部淋巴管,继而沿淋巴管侵及邻近淋巴结,最常见。最后可经过胸导管进入左锁骨下静脉。

(3)血行播散,常转移到肝脏,其次可累及腹膜、肺、肾上腺、肾脏、脑,也可累及卵巢、骨髓及皮肤。

(4)腹腔内种植,癌细胞从浆膜层脱落入腹腔,种植于肠壁和盆腔,在直肠周围形成一结节性板样肿块。

143. 胃癌病人应该如何进行心理调理?

胃癌病人常有的四种心理:①角色紊乱;②退化和依赖;③焦虑;④抑郁。

胃癌病人的心理护理很重要,当得知自己身患癌症的时候,不要心灰意冷,更不要自己吓自己,而是要树立战胜疾病的信心,积极地采取治疗,胃癌的治愈还是有希望的。

144. 哪些人群易患胃癌?

(1)长期酗酒及吸烟者,酒精可使黏膜细胞发生改变而致癌变。

（2）某些特殊职业者，长期暴露于硫酸尘雾、铅、石棉、除草剂者及金属行业工人。

（3）有胃癌或食管癌家族史者。

（4）长期心理状态不佳者，如压抑、忧愁等。

（5）居住在地质、水质含有害物质地区者。地质为火山岩、高泥炭、有深大断层的地区。

（6）饮食习惯不良者，如饮食不规律、吃饭快速、喜食高盐（热、烫）食品，常食用霉变食物、少食新鲜蔬菜。

145. 胃癌病人适不适合做放疗？

现今治疗胃癌，放疗是一种极为被受到重视的方法，但是因为在治疗的过程中可能会出现一些不良的反应，这个需要病人注意，要引起重视。

（1）适应证　在进行放疗之前，需要对病人的疾病时期等进行一些判断。胃癌放疗的主要形式有：术前放疗、术中放疗、术后放疗和姑息性放疗等四种，①术前放疗：中晚期胃癌，位于胃窦幽门部和胃体部的溃疡型或硬癌，最大直径小于6厘米的，一般状态良好，可行手术探查者应行术前放疗。②术中放疗：适用于Ⅱ晚期、Ⅲ期及能手术切除的局限性Ⅳ期（胰或横结肠受累）病人。③术后放疗：肿瘤已基本切除，有残余的亚临床病灶存在或有显微病灶者可做术后放疗。④姑息性放疗：局部晚期，不能手术切除的病人，只要全身情况能耐受放疗者可行姑息性放疗，目的为缓解梗阻的等症状。以往，因肿瘤破溃引起的出血，姑息性放疗有良好的止血作用。近年来，由于介入性放射学的普及，用选择性动脉栓塞术止血效果更好。

（2）副作用　放疗会给病人的身体带来一定的副作用，病人会出现多种治疗反应。体外照射的急性期反应主要为食欲减退、恶心等。已做过部分胃切除或次全胃切除放疗者反应比未做胃切除者轻。放疗中应注意观察体重变化情况，注意加强支持疗法。术中放疗的并发症有：暂时性血淀粉及血糖升高，其他有胃穿孔、小肠溃疡、吻合口瘘等。如术中操作精心，严格选择大小适度的限光筒，注意保护部分胰腺等，可减少并发症的发生。

146. 胃癌病人的饮食应注意些什么？

（1）平衡饮食　要维持正常的营养水平，最好的办法就是要保持平衡膳食。胃癌晚期病人应多进食高热量、优质蛋白、富含维生素的食物，如鱼类、瘦肉、奶类、蘑菇、香菇等。此外，还应多食新鲜蔬菜，而且应一半是绿叶蔬菜。

（2）高营养饮食　是指具有高蛋白、高热量、高维生素、高无机盐饮食。高蛋白饮食主要是给病人补充各种必需的氨基酸。氨基酸的平衡会抑制肿瘤的发展。所以应多吃富含蛋白质的食物，尤其是优质蛋白质，如瘦肉、蛋类、豆类、奶类等。

（3）保护胃袭击膜　避免进食高盐、过硬、过烫食物，避免暴饮暴食，必要时可少食多餐，要定时定量，吃易消化的饮食。

（4）食物要新鲜　多吃新鲜蔬菜和水果，不食脂制食品，不食烟熏、油炸、煎灼的鱼、肉，不吸烟，不吃辛辣等刺激性食品。

147. 胃癌病人最好不要吃哪些食物？

（1）禁霉变或腐烂变质的食物。

（2）禁高盐饮食。

（3）禁过度有刺激性的食物，如辣椒、花椒等。

（4）禁忌烟、酒。

（5）手术以后的病人忌牛奶、糖和高碳水化合物饮食，以防发生倾倒综合征。

（6）少吃或不吃熏烤的食品及过度腌制的蔬菜。

（7）忌食辛香的食品，如香菜、孜然、胡椒、辣椒、葱、芥末、蒜等。

（8）忌食肥腻生痰食品，如肥肉、各种甜食（含糖量较高的）、奶油、奶酪等。

（9）忌食中医传统认为的"发"物，如羊肉、无鳞鱼、猪头肉、动物内脏、虾蟹等海产品、公鸡、狗肉、蚕蛹等。

148. 胃癌会不会传给别人呢？

到目前为止，还没有证实胃癌有传染性，只是因为胃癌的发病因素和饮食习惯及饮食偏好（如高盐、食物太烫等）等相关，一起生活的人在饮食上比较相似或相同，因此有些人被诊断有胃癌后发现一起生活的人也有胃癌，就得出了胃癌有传染性的结论。只要养成良好卫生的饮食习惯，积极治疗胃溃疡以及慢性萎缩性胃炎等疾病，得胃癌的几率就很小了。

149. 如何照顾胃癌术后的病人？

如果一旦得了胃癌就应该及时的治疗，对于中、早期的胃癌，手术治疗是比较好的选择，但是胃癌病人术后身体比较虚弱，家人应该细心的照顾，才能让病人尽快康复。

（1）胃癌病人的心情跟心理状态对病情的康复是很重要的，所以这个时候家人要多跟病人交流，让病人有一个好的心态积极地配合家人跟医生的治疗，照顾病人一定要细心，尽量不要惹病人生气，保持心情舒畅。

（2）饮食定量、适量，宜清淡饮食，避免生、冷、硬、辛辣、酒等刺激饮食，多吃蔬菜及水果，不吃油腻和过甜食物，饭后卧床半至一个小时，预防倾倒综合征。

（3）少量多餐。出院后每日5~6餐，每餐，50克左右，逐渐增加，6~8个月后恢复每日3餐，每餐100克左右，1年后接近正常饮食。

（4）遵医嘱服用助消化剂和抗贫血药。

（5）保持大便通畅，观察有无黑粪、血便，发现异常及时就诊。

（6）如有腹痛、反酸、嗳气，甚至恶心、呕吐者及时检查治疗。

（7）要经常扶病人下床进行适量的运动，如果不能下床的话也可以做一些伸展运动，这些都是对身体有好处的。需要注意的是在让病人运动的时候一定要因人而异，要在伤口长好之后再运动，运动的幅度也不要太大，以免拉伤了伤口，引起不必要的麻烦。

150. 什么是胃癌的癌前病变?

癌前病变是一个病理学专业术语，指某些具有明显癌变危险的病变，如不及时治疗就可能转变为癌。作为胃癌的癌前病变自然是胃黏膜上皮细胞的病变，如我们所知的各种癌前疾病：慢性萎缩性胃炎、胃溃疡、胃息肉等，虽然都是一些不同的疾病，但他们发生胃癌的基础都是胃黏膜上皮细胞。多数学者认为胃癌癌前病变主要是胃黏膜上皮异型增生。

151. 胃癌的癌前病变一定会发展为胃癌吗?

在组织学上确定一种异常病变，它可能直接发展成癌而不易恢复正常，这种异常病变就是所谓的"癌前病变"，癌前病变并不意味着必然发展为癌，而是病变恶变可能性增加的标志，这也并不意味着所有癌的发展都要经过癌前病变的阶段。癌前状态或疾病是指发生癌的危险性增高的一种临床状态，它在发生发展过程中可出现某种具有癌变潜能的病变——癌前病变，好比萎缩性胃炎不是癌前病变，但其胃黏膜上皮可出现异常增生，后者才称为癌前病变，前者称为癌前状态或疾病。

152. 哪些人群需要警惕胃癌的危险？

（1）原因不明的食欲不振、上腹不适、消瘦，特别是中年以上的病人。

（2）原因不明的呕血、黑粪或大便潜血阳性者。

（3）原有长期慢性胃病史，近期症状有明显加重者。

（4）中年人既往无胃病史，短期出现胃部症状者。

（5）已确诊为胃溃疡、胃息肉、萎缩性胃炎的病人，应有计划地随访，定期复查。通常每半年至一年应做一次胃镜检查。

（6）多年前因胃良性疾患做胃大部切除，近期又出现消化道症状者。

（7）上腹压痛，饱满，紧张感或触及包块者。

（8）锁骨上窝淋巴结肿大。

有上述症状的病人，一定及时就诊，以免延误病情，失去治疗机会。

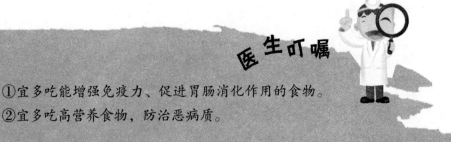

医生叮嘱

①宜多吃能增强免疫力、促进胃肠消化作用的食物。

②宜多吃高营养食物，防治恶病质。

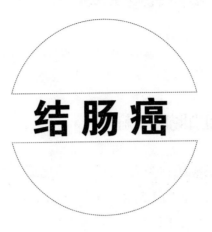

结 肠 癌

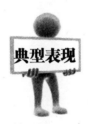

典型表现

结肠癌病人早期表现为腹胀、消化不良，排便习惯改变，黏液便或黏液脓性血便。晚期可出现贫血、低热、乏力、消瘦、恶病质等症状。

本章问题由 杨静悦 医生回答

153. 结肠癌和直肠癌一样吗?

结肠癌、直肠癌统称为大肠癌,是消化道常见的恶性肿瘤。大肠处于消化道的下段,长约 1.5 米,在右髂窝内起自回肠,全程似方框形镶嵌在腹腔。临床上为了诊断上的需要及估计预后和手术解剖的方便,将大肠癌大体上分为右半结肠癌(盲肠、阑尾、升结肠、结肠肝曲、横结肠右半部分);左半结肠癌(横结肠左半部分、结肠脾曲、降结肠、乙状结肠),直肠为乙状结肠远端的大肠,也是大肠的末端。

154. 我父亲是结肠癌,我也会得吗?

结肠癌具有遗传易感性,流行病学研究证实,有结肠癌家族史的人比一般人群患结肠癌的危险性高,父母辈有患结肠癌的人患该病的危险性比一般人群高 2 倍,而且患病年龄明显提前。由于家族遗传因素引发的大肠癌占 10% ~ 20%,这些遗传家系主要为家族性腺瘤性息肉病、Gardner 综合征家系和遗传性非息肉性结肠癌综合征家系。此外,还有部分散发性大肠癌具有遗传背景,这类结直肠癌具有常染色体显性遗传特征。

155. 我现在 20 岁,肯定不会得结肠癌吗?

大肠癌主要发生在中老年,20 岁以前发病的很少。亚洲、非洲等发病率较低的国家大肠癌发病年龄明显提前,其平均发病年龄在 50 岁以下，而欧美等发达国家平均发病年龄大多超过 60 岁，对于大肠癌发病率低的国家其发病年龄年轻化更加明显。有研究提示，青年人大肠癌的发生不能完全归因于饮食与生活方式，可能与遗传因素有一定的关系。从发病的部位上看，年轻人大肠癌主要发生在左侧结肠与直肠，而老年人以右侧结肠为主。

156. 哪些人易患结肠癌？对于这些人群应注意哪些事项？

（1）结肠癌的高危人群　包括有肠道症状表现者、结肠癌高发区的中老年人、大肠腺瘤病人、曾患过结肠癌者、结肠癌病人的家庭成员、遗传性非息肉性结肠癌病人、家族性大肠腺瘤病人、溃疡性结肠炎病人、Crohn 病病人、盆腔接受过放疗者。

（2）对于这些人群应注意的事项有　①减少脂肪摄入量，限制肉类；②多食水果、蔬菜以及含纤维素多的食物；③多从事体力活动；④戒烟，控制饮酒；⑤避免肥胖，保持理想体重；⑥定期查体。

157. 结肠癌的病人饮食需要注意什么？

（1）应注意多吃富含膳食纤维的蔬菜，如菠菜、油菜、白菜、芹菜、韭菜及萝卜等绿叶蔬菜，以保持大便通畅。

（2）多吃新鲜的水果。

（3）多吃易消化、细软的食物或粥，如小米粥、大米粥、蛋羹、豆腐脑等。

（4）戒烟，控制饮酒。

（5）避免使用生冷辛辣等刺激性食物。

（6）减少脂肪的摄入，限制肉类。

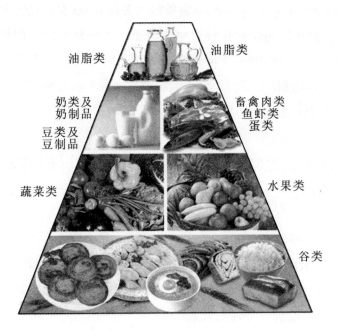

油脂类　　油脂类

奶类及奶制品
豆类及豆制品

畜禽肉类
鱼虾类
蛋类

蔬菜类　　水果类

谷类

健康饮食金字塔

158. 我有结肠息肉，容易得结肠癌吗？还有哪些疾病与结肠癌有关？

家族性息肉病已被公认为癌前病变，有结肠息肉的病人，结肠癌发病率是无结肠息肉病人的5倍；结肠腺瘤、非特异性溃疡性结肠炎、结肠血吸虫病、细菌性痢疾、阿米巴肠病等与结肠癌的发生有较密切的关系。胆囊切除史等也与大肠癌的发生有关。

159. 结肠癌有哪些临床表现？应与哪些疾病相鉴别？

结肠癌好发于中老年人群，早期病人多无症状。随着肿瘤的增大进而会出现相应的表现：

（1）大便性状和习惯改变。便血、脓血便、黏液便；大便习惯改变包括便秘、腹泻或两者交替，排便不尽，排便困难等。

（2）腹痛和腹部不适。

（3）腹部肿块。当肿瘤局限于肠壁，与其他器官或组织无粘连时，肿物尚可活动，或随体位有所变化；当肿瘤外侵并与其他组织粘连时，肿物常较固定。

（4）急、慢性肠梗阻。当肿瘤生长到一定大小后，可以阻塞肠腔引起完全性或不完全性肠梗阻，表现为：恶心，呕吐，腹痛，停止排气、排便，常呈进行性加重，非手术方法难以缓解。

（5）慢性消耗性表现。贫血、消瘦、乏力等，晚期可呈恶病质表现。

160. 结肠癌一般分几期？怎样确定分期？分期有什么意义？

结肠癌根据肿瘤的浸润深度（T）、淋巴结转移数目（N）、有无远处转移（M）进行分期（见下表）：

T 代表原发肿瘤，T_X 为无法估计原发肿瘤，T_0 无原发肿瘤，Tis 原位癌上皮内或侵犯黏膜固有层，T_1 肿瘤侵犯黏膜下层，T_2 肿瘤侵犯固有肌层，T_3 肿瘤穿透固有肌层抵达浆膜下层或浸润未被腹膜覆盖的结肠周围或直肠周围组织，T_4 肿瘤直接侵犯其他器官或组织结构和（或）穿透脏层腹膜。

N 代表区域淋巴结，N_X 区域淋巴结无法评估，N_0 区域淋巴结无转移，N_1 1~3 个区域淋巴结转移，N_2 4 个或 4 个以上区域淋巴结转移。

M 为远处转移，M_X 远处转移无法评估，M_0 无远处转移，M_1 有远处转移。

分　期

分　期	T	N	M	Dukes	MAC
0	T_{is}	N_0	M_0	—	—
I	T_1T_2	N_0	M_0	A	B_1
II A	T_3	N_0	M_0	B	B_2
II B	T_4	N_0	M_0	B	B_3
III A	$T_1 \sim T_2$	N_1	M_0	C	C_1
III B	$T_3 \sim T_4$	N_1	M_0	C	C_2/C_3
III C	任何 T	N_2	M_0	C	$C_1/C_2/C_3$
IV	任何 T	任何 N	M_1	—	D

对于结肠癌病人可以根据不同的分期采取不同的治疗方法，预后也有很大的差别。

161. 诊断结肠癌的辅助检查包括哪些?

（1）大便常规＋潜血检查。

（2）纤维结肠镜检查。

（3）钡灌肠 X 线检查。

（4）血清癌胚抗原（CEA）测定。

（5）胸腹部盆腔 CT/MRI 检查。

（6）浅表淋巴结 B 超检查。

162. 查肿瘤标志物能早期发现肿瘤吗?

不是任何肿瘤都有自己的标志物，仍有很大一部分肿瘤缺乏特异性的标志物，这也是目前全世界肿瘤研究的热点问题。肿瘤标志物，其本质仍然是体内产生的蛋白、激素等物质。因此，正常组织在异常情况下也可以产生。因此临床上对肿瘤标志物的检测，是一个提示作用，确诊仍依赖于组织病理活检。

163. 得了结肠癌该如何治疗?

结肠癌治疗需要包括手术、化疗、放疗、靶向治疗等综合治疗。结肠癌的病人一经确诊,需要根据分期进行不同的治疗。

0期:首先手术,术后定期观察,不需要辅助治疗。

Ⅰ期:首先手术,术后一般不需要辅助化疗,但有血管/淋巴管侵犯(脉管瘤栓)者应行辅助化疗。

Ⅱ期:首先手术,术后有以下高危因素之一者应行术后辅助化疗:①淋巴结取样不足 14 个;②T_4;③淋巴管/血管侵犯(脉管瘤栓);④病理分化程度差;⑤分子生物学检测(免疫组化等)有预后不良因素;⑥术前有穿孔或(和)肠梗阻;⑦病人要求辅助治疗。

Ⅲ期:首先手术,术后常规辅助化疗。

Ⅳ期:以全身化疗为主,可在靶标检测基础上联合靶向药物,必要时辅以其他局部治疗。

164. 患了结肠癌,标准的手术治疗是怎样的?

结肠癌病人标准的手术是结肠癌根治术加区域淋巴结清扫术,手术应至少检出 12 个淋巴结才能进行准确的 N 分期。即使是Ⅲ期结肠癌,淋巴结清扫比率仍与生存期相关。

基于以下标准,可考虑腹腔镜支持下的结肠切除术:①手术医师对腹腔镜支持下的结直肠手术有经验。②无直肠疾病或无手术禁忌的腹腔粘连。③非局部晚期肿瘤。④无肿瘤引起的急性肠梗阻或穿孔的征象。

165. 我想做腹腔镜结肠癌切除术,不知能不能做?

腹腔镜下结肠切除术应在对该技术有丰富经验的外科进行。对于中低位直肠癌、肿瘤急性肠梗阻或穿孔、明显的局部周围组织器官浸润(即

T_4）。有严重腹腔粘连风险的病人不建议采用腹腔镜手术，如果在腹腔镜探查过程中发现严重腹腔粘连，应该中转至开腹手术。

166. 我在小医院做的结肠癌手术，医生说我的术后病理报告不完整，那完整的病理报告包括哪些内容？

完整的病理报告中应该包括：

（1）肿瘤分化程度。

（2）肿瘤浸润深度（T）。

（3）检出淋巴结数目以及阳性淋巴结数目（N）。

（4）近端、远端及腹膜切缘（放射状）的情况。

（5）脉管浸润。

（6）周围神经侵犯。

（7）结外肿瘤种植情况。

167. 我的术后病理报告提示（结肠）中分化腺癌（II期）有周围神经浸润，是什么意思？需要治疗吗？

周围神经浸润是结肠癌预后不良因素之一，与结肠癌预后相关。临床数据分析显示，无论肿瘤特异的生存期还是总体无病生存期，有周围神经浸润预后差。在II期肠癌病人中，存在周围神经浸润病人的5年无病生存率为29%，与无周围神经浸润病人的82%相比明显下降。因此，周围神经浸润被列为全身复发的高危因素。对于这类病人应行术后辅助化疗。

168. 结肠癌手术是只切除肿瘤呢，还是要切肠子？

根据结肠癌的部位不同，所需要手术的范围也不同，以下是几种手术范围的介绍：

（1）右半结肠切除术　　适用于盲肠、升结肠及结肠肝曲部的癌。切除范围：回肠末端 15 ~ 20 公分、盲肠、升结肠及横结肠的右半，连同所属系膜及淋巴结。肝曲的癌肿尚需切除横结肠大部及胃网膜右动脉组的淋巴结。切除后做回、结肠端端吻合或端侧吻合（缝闭结肠断端）。

（2）左半结肠切除术　　适用于降结肠、结肠脾曲部癌肿。切除范围：横结肠左半、降结肠、部分或全部乙状结肠，连同所属系膜及淋巴结。切除后结肠与结肠或结肠与直肠端端吻合。

（3）横结肠切除术　　适用于横结肠癌肿。切除范围：横结肠及其肝曲、脾曲。切除后做升、降结肠端端吻合。若吻合张力过大，可加做右半结肠切除，做回、结肠吻合。

（4）乙状结肠癌肿的根治切除　　根据癌肿的具体部位，除切除乙状结肠外，或做降结肠切除或部分直肠切除。做结肠结肠或结肠直肠吻合。

169. 结肠癌病人手术切除时，需要进行淋巴结清扫吗？淋巴结清扫的多少会影响预后吗？

目前建议至少需检出 12 枚淋巴结才能准确判断结肠癌术后分期。术后标本获检的淋巴结数目可因病人年龄、性别、肿瘤分级和肿瘤部位的不同而有差异。手术切除的范围也会对淋巴结的数量有影响。检查前哨淋巴结后可以进行更详细的组织学和（或）IHC 检查，以明确是否存在转移癌。对于 N_0 但淋巴结切除数量 <12 枚的病人，其分期是不精确的，应视为高危病人。已有证据表明，转移阴性的淋巴结数目是 III_b 期和 III_c 期结肠癌的独立预后因素。

170. 是否所有结肠癌病人手术之后都需要行辅助治疗？

并不是所有结肠癌病人术后都需要行辅助治疗。

0期：对 0 期的病人不需要行术后辅助治疗。

Ⅰ期：病人一般不需要辅助化疗，但是有血管 / 淋巴管侵犯（脉管瘤栓）者应行辅助化疗。

Ⅱ期：病人术后有以下高危因素之一者应行术后辅助化疗：①淋巴结取样不足 14 个；②T_4；③淋巴管 / 血管侵犯（脉管瘤栓）；④病理分化程度差；⑤分子生物学检测（免疫组化等）有预后不良因素；⑥术前有穿孔或（和）肠梗阻；⑦病人要求辅助治疗。

Ⅲ期：病人术后常规辅助化疗。

Ⅳ期：以全身化疗为主的综合治疗，必要时辅以其他局部治疗。

171. 医生说我属于高危 Ⅱ 期结肠癌病人，是否需要进行术后辅助化疗？

高危 Ⅱ 期（$T_3 \sim T_4$、N_0、M_0）病人——定义为存在不良预后因素，包括肿瘤为 T_4（Ⅱ B/ Ⅱ C 期）、组织学分级差（3 级或 4 级）、淋巴血管侵犯、周围神经浸润、肠梗阻、伴有局部穿孔或肿瘤靠近切缘、切缘不确定或阳性、淋巴结活检数量不足（少于 12 个）——应该考虑辅助化疗，方案为适应 5-FU/LV/ 奥沙利铂（mFOLFOX6 或 FLOX）、适应 5-FU/LV 或卡培他滨单药。

172. 结肠癌病人术后辅助化疗的目的是什么？

术后辅助化疗的目的是消灭残存的微小转移病灶，减少肿瘤复发和转移的机会，提高治愈率。

173. 结肠癌术后辅助化疗应于术后多长时间开始？化疗多长时间？

一般来讲，术后病人一般状况恢复后即可开始化疗，即术后4周左右即可开始术后辅助化疗。但是术后辅助化疗时间一般不要超过60天，即2个月，术后超过60天开始辅助化疗与60天以内相比，超过60天开始辅助化疗与较差的总生存期相关，所以术后辅助化疗最好在术后2个月之内开始。

174. 结肠癌术后辅助化疗的原则是什么？

（1）Ⅰ期病人不需要任何术后辅助治疗。

（2）低危Ⅱ期病人可参加临床试验，不予化疗单纯观察，或考虑使用卡培他滨或适应5-FU/LV。根据MOSAIC试验及使用奥沙利铂后可能的远期后遗症，目前认为FOLFOX方案不适合用于无高危因素的Ⅱ期病人辅助治疗。

（3）高危Ⅱ期（T_3~T_4、N_0、M_0）病人——定义为存在不良预后因素，包括肿瘤为T_4（Ⅱ$_B$/Ⅱ$_C$期）、组织学分级差（3级或4级）、淋巴血管侵犯、周围神经浸润、肠梗阻伴有局部穿孔或肿瘤靠近切缘、切缘不确定或阳性、淋巴结活检数量不足（少于12个），应该考虑辅助化疗，方案为适应5-FU/LV/奥沙利铂（mFOLFOX6或FLOX）、适应5-FU/LV或卡培他滨单药。

（4）Ⅲ期病人（T_1~T_4、N_1~N_2、M_0）术后进行6个月的辅助化疗。可选的方案：适应5-FU/LV/奥沙利铂作为标准治疗（mFOLFOX6，1级证据），适应5-FU/奥沙利铂（FLOX，1级证据），卡培他滨/奥沙利铂（CapeOX）。对不能使用奥沙利铂的病人可选单药卡培他滨或适应5-FU/LV。

175. 我是结肠癌 II 期病人，为什么医生让我进行 MMR 蛋白表达的检测？

对于 II 期病人，其 MMR 蛋白表达缺乏或 MSI-H（微卫星病灶高不稳定性）肿瘤状态是预后较好以及氟尿嘧啶类单药辅助化疗方案获益减少的标志。有一项对 II 期和 III 期病人（根据"微卫星不稳定性"肿瘤状态进行评价）进行长期随访的回顾性研究显示，这些 MSI-L（微卫星病灶低不稳定性）或 MSS（微卫星稳定）病人经 5-FU 辅助化疗可以改善预后。可是，那些 MSI-H 病人并没有从术后 5-FU 的辅助化疗中显著获益，而且其 5 年生存率较单纯手术病人更低。另一项对辅助治疗试验数据的回顾性分析表明，对于 II 期 MMR 缺失肿瘤病人而言，5-FU 辅助治疗 似乎是有害的，而 III 期病人则不是。最后，对 II 期和 III 期结肠癌病人的研究数据进行的回顾性分析提示，MSI/MMR 作为生物标志物的预后能力要比其预测病人从适应 5-FU 辅助化疗获益强度的能力强。

176. 我做了结肠癌手术，术后分期为 $T_4N_1M_0$，术后做了辅助化疗，还需要做放疗吗？

对于 T_4 期肿瘤浸润固定组织结构以及复发的病灶，应该考虑在进行以 5-FU 为基础的化疗同时进行放疗。照射野的设置应该参考术前影像学检查结果和（或）术中放置的银夹。当对正常组织的毒性的风险较高时，可以考虑进行调强放疗（IMRT），这种方法通过计算机成像技术，使放射线聚焦在肿瘤部位，从而降低对正常组织的毒性。放射野应包括肿瘤床，经由术前放射影像检查和（或）手术标记夹确定。放射剂量为：45 ~ 50Gy，分 25 ~ 28 次照射。对于距离切缘较近或切缘阳性者给予追加剂量小肠的照射剂量应限制在 45Gy 之内。以适应 5-FU 为基础的化疗应与放疗同步给予。

177. 我已确诊为结肠癌且伴有肝转移，还能做手术吗?

手术主要取决于肝切除或结肠切除手术的复杂性、病人的合并症、手术可操作性、肝转移的部位、大小、个数、术后是否影响病人的肝功能等因素综合判断，根据 ESMO 结直肠癌决定治疗目标分组因素可将病人分为:

（1）第 0 组　转移瘤局限于肝和（或）肺，明确可以 R_0 切除。

（2）第 1 组　肝和（或）肺转移灶初始难以达到 R_0 切除，但经过化疗靶向治疗可能 R_0 切除。

（3）第 2 组　多发转移无法手术切除，而肿瘤进展迅速，出现或存在肿瘤相关症状。

（4）第 3 组　多发转移无法手术切除，起始无症状，病灶相对惰性。

第 0 组建议可直接行手术切除；第 1 组建议先行术前新辅助化疗后再行手术切除；第 2 组及第 3 组建议以化疗为主的综合治疗。

178. 结肠癌且伴有肝转移的手术，治疗原则是什么?

（1）完整切除必须考虑到肿瘤范围和解剖学上的可行性，剩余肝脏必须能维持足够功能。

（2）原发灶必须已经根治性切除。

（3）可切除的原发和转移病灶均应行根治性切除。根据肝切除术或结肠切除术的复杂程度、伴发病、术野暴露和手术者经验不同，两者可同期切除或分期切除。

（4）当肝转移灶由于残肝体积不足而不宜切除时，可考虑术前门静脉栓塞或分期肝切除等方法。

（5）消融技术可单独应用或与手术切除相结合。要求所有病变的原始部位均可消融或切除。

179. 结肠癌肺转移的病人，下一步怎么办?

（1）能确定肺转移与结肠癌原发病灶同时 R_0 切除的，建议手术切除，但是要考虑到肿瘤范围和解剖部位，肺切除后必须能维持足够功能。

（2）当肺转移不可切除但可用消融技术完全处理时，可考虑消融治疗。

（3）肺转移灶暂不可切除，可行术前化疗，化疗 2 个月后及以后每 2 个月应予重新评估。对于有潜在转化的病人术前化疗应选用能获得高缓解率的药物。

（4）肺转移灶完全不可切除的，建议以全身化疗为主的综合治疗。

180. 术前新辅助化疗一般需要多长时间?

因考虑到术前化疗的风险包括当使用含伊立替康或奥沙利铂的化疗后，可能发生脂肪性肝炎或肝窦损伤。因此，为了限制肝脏毒性的发生，新辅助化疗的疗程一般限于 2~3 个月，并建议化疗中病人应该得到多学科协作组的详细监测。

181. 我是一位晚期结肠癌病人，医生准备给我应用含伊立替康方案化疗，化疗前建议我行 UGT1A1 基因检测，为什么?

伊立替康相关的毒性反应包括早期和晚期发生的腹泻、脱水和重度中性粒细胞减少。伊立替康是通过尿苷二磷酸葡萄糖醛酸基转移酶 1A1（UGT1A1）进行代谢，这种酶也负责其他底物如胆红素的转化，它可以通过将底物与特定的糖基基团结合而将底物转化为可溶性更高的形式。UGT1A1 缺乏可因特定的遗传多态性引起，可导致非结合性胆红素积聚而引起相关症状，如 Ⅰ 型和 Ⅱ 型 Crigler-Najjar 综合征和 Gilbert 综合征。因此，伊立替康使用过程中应该谨慎，并且对 Gilbert 综合征或血胆红素水平升高的病人应该降低剂量。同样，编码 UGT1A1 的基因的某些遗传多态性可以导致伊立替康活性代谢物的糖脂化水平降低，引起药物在体内蓄积，尽管并非所有具有这些多态性的病人都会发生严重的伊立替康毒性反应。一种商业检测试剂可以用于检测 UGT1A1*28 等位基因，该等位基因会使基因表达降低，从而导致 UGT1A1 蛋白表达水平降低，在伊立替康的使用说明标签上已增加了一条新的警告，即 UGT1A1*28 纯合子病人使用该药的起始剂量应该降低。接受伊立替康治疗的病人使用 UGT1A1*28 等位基因检测的实用方法已经出现，尽管对在临床实践中如何应用这种检测手段还没有制订相关指南。

182. 结肠癌病人应用卡培他滨治疗需要注意什么?

应用卡培他滨化疗，需要注意其毒性反应，包括：

（1）肌酐清除率降低的病人可能会出现药物在体内蓄积，因此可能需要调整剂量。

（2）卡培他滨治疗组病人发生手足综合征的几率比推注或静脉滴注适应 5-FU/LV 组高；治疗期间需要密切监测接受卡培他滨治疗的病人，以便在特定副反应如手足综合征出现最早期症状时就对剂量进行调整。

183. 应用靶向药物之前为什么要进行基因检测 ?

大约有 40% 的结肠癌存在 KRAS 基因编码区的第 2 外显子中 12 及 13 密码子的突变。有大量文献表明，这些突变预示了对于西妥昔单抗及帕尼单抗的治疗无效，在西妥昔单抗和帕尼单抗的 FDA 标签中特别声明不推荐这类药物用于治疗存在上述突变的结直肠癌病人。因此，强烈推荐所有结直肠癌病人在被诊断为 IV 期转移性时都 应行肿瘤组织的基因分析（原发肿瘤或转移病灶）。推荐西妥昔单抗及帕尼单抗应用于 KRAS 基因野生型的病人。

有 5% ~ 9% 的结肠癌存在 BRAF 基因（V600E）特定位点的突变。BRAF 基因突变仅限定于 KRAS 第 2 外显子没有突变的肿瘤中。不存在突变的 BRAF 基因产物能够激活位于 EGFR 通路下游的 k-ras 蛋白，而突变的 BRAF 蛋白则被认为是处于组成性激活状态，一项回顾性研究分析了 773 例对化疗耐药的结直肠癌病人的原发肿瘤组织样本，发现接受西妥昔单抗治疗的 BRAF 突变病人的缓解率（2/24，8.3%）显著低于野生型病人（124/326；38.0%，$P = 0.0012$）。因此，西妥昔单抗及帕尼单抗应用前亦可行 V600E BRAF 突变检测。

184. 化疗期间需要注意什么？

病人在接受化疗时，或多或少都会出现一些化疗反应，如口腔黏膜反应、食欲不振、白细胞降低、神经感觉异常和口咽痛等。由于这些反应的出现会影响病人食欲，引起反应加重，甚至损害脏器功能，最终影响治疗的顺利进行，所以在化疗期间，除了使用药物最大程度减轻化疗副作用外，病人的饮食调理也十分重要。

首先，病人饮食搭配要遵循"三高一低"的原则，即高维生素、高蛋白、高热量、低脂肪。要合理搭配糖、脂肪、矿物质、维生素和蛋白质等食物，天天都要有谷类、瘦肉、鱼、蛋、乳、各类蔬菜及豆制品，每一种的量不要过多。这样才能补充体内所需的各种营养。应该注意不要吃过多的油脂，脂肪总量占总热能的 30% 以下，动、植物油比例要适当。应该注意多吃一点含各种维生素的新鲜蔬菜和水果，如含有丰富的纤维素的芦笋、芹菜、萝卜、韭菜和白菜等绿叶蔬菜。

其次，病人进食要以清淡易消化食物为主，不吃生、冷、坚硬、煎炸、腌制食物，忌油腻及辛辣，禁忌烟酒，尽可能做得味美醇正，使病人易于接受。要根据化疗中出现的反应进行食物调整，如白细胞下降后应该注意吃点动物肝脏、菠菜、豆制品等。倘若病人因化疗出现食欲不振、消化不良，可少量多餐，在总摄取量不减少的前提下，分屡次进食。

185. 化疗常见的副反应有哪些？怎么预防？

（1）骨髓抑制　主要表现为血小板、白细胞、血红蛋白等数值的下降。化疗期间应密切监测病人血象变化，当出现骨髓抑制时，应采取保护性隔离措施，同时嘱病人少活动，减少探视，预防交叉感染，给予升白细胞、血小板、血红蛋白药物治疗，必要时可输注血液成分改善病人症状。

（2）恶心、呕吐　常发生在用药后 2 ~ 28 小时，化疗期间，止吐剂应用尤为重要，常用的止吐药物有 5- 羟色胺拮抗剂、胃复安、皮质激素等。

（3）腹泻　进食低纤维、高蛋白食物，避免进食对胃肠道有刺激的食物，用药前可给予肌注阿托品，服用止泻药物，如蒙脱石散、洛哌丁胺等。

（4）静脉炎　为预防静脉炎的发生，应避免直接推注药物，而将化疗药物稀释后静滴，然后用采用生理盐水或 5% 葡萄糖充分冲洗输液血管，以减轻药物对静脉的刺激。如需多次用药或病人静脉过细，均可采用锁骨下静脉穿刺法，将导管插入上腔静脉，则不会引起静脉炎，并可保留导管，使病人减少多次穿刺之痛苦，提高其生活质量。

186. 晚期结肠癌除了化疗可以联合应用的分子靶向药物有哪些？

对于晚期结肠癌病人可以联合应用分子靶向药物，目前结肠癌常用的分子靶向药物有贝伐珠单抗、西妥昔单抗，除此之外，还有帕尼单抗、PTK787 等。

187. 结肠癌病人治疗后如何进行随访？随访哪些内容？

每 3 ～ 6 个月进行一次病史采集和体检，连续 2 年，然后每 6 个月进行一次上述检查，总共 5 年；检测癌胚抗原的基线水平，并每 3 ～ 6 个月检测一次，持续 2 年，在随后 5 年里对 T_2 期或更高级别病人可继续每 6 个月检测一次，如果医生认为该病人仍可接受积极的根治性手术；术后 1 年内进行结肠镜检查（若术前因为肠梗阻而未做结肠镜，术后 3 ～ 6 个月内进行检查），如果结肠镜监测时未发现晚期腺瘤（绒毛状腺瘤、直径大于 1 厘米，或有高级别不典型增生），则 3 年重复一次，之后每 5 年复查一次；如果第一次随访结肠镜检查时发现异常，1 年后复查。50 岁以下的结肠癌病人的结肠镜检查应该更为频繁。建议 Ⅱ 期和 Ⅲ 期病人在治疗后 3 ～ 5 年，每年进行一次胸部、腹部和盆腔 CT 扫描。

188. 在随访期间，CEA 升高怎么办？

切除术后 CEA 水平升高的处理应该包括结肠镜检查，胸部、腹部和盆腔 CT 扫描，以及全身体检，PET-CT 检查。当 CEA 水平升高而影像学检查结果正常时，则推荐每 3 个月重复一次 CT 扫描，直至发现病灶或 CEA 水平稳定或下降。对于 CEA 水平升高而影像学检查正常时，不建议进行剖腹探查术或腹腔镜检查。

189. 手术后，饮食方面有哪些需要注意的地方？

（1）少吃或不吃富含饱和脂肪和胆固醇的食物，包括：猪油、牛油、肥肉、动物内脏、鱼子等。

（2）植物油限制于每人每日 20 ～ 30 克（合 2 ～ 3 汤匙）。

（3）不吃或少吃油炸食品。

（4）每日补充膳食纤维素 35 克以上。

（5）多吃富含膳食纤维素的食物：魔芋、大豆及其制品、新鲜蔬菜和水果、藻类等。

（6）用部分粗粮替代细粮。

（7）多吃新鲜蔬菜和水果，以补充 β 胡萝卜素和维生素 C。

（8）适量食用核桃、花生、奶制品、海产品等，以补充维生素 E。

（9）注意摄取麦芽、鱼类、蘑菇等富含微量元素硒的食物。

（10）平时多吃抗癌果蔬，如红薯、花菜、蓝莓、猕猴桃等，还要注意营养，适时进补，增加自身免疫力。

医生叮嘱

预防结肠癌病应注意：①多吃含纤维素多的蔬菜和水果，如菠菜、油菜、白菜、芹菜、香蕉等，以保持大便通畅，减少粪便中致癌物与结肠黏膜的接触时间。②减少食物中的脂肪和动物蛋白的摄入。可减少其分解产物的致癌物产生及致癌作用，以减少结肠癌的发病。

鼻咽癌

典型表现

颈部淋巴结肿大；鼻出血及回吸性血涕；耳鸣或（和）听力下降；鼻塞；头疼；张口困难；伸舌偏斜；其他颅神经症状：肿瘤向颅内蔓延，侵犯Ⅴ、Ⅵ、Ⅳ、Ⅲ、Ⅱ等颅神经，除头痛外，还可出现面部麻木、下颌偏斜、复视等。

本章问题由 闫庆国 王存良 梁军 等医生回答

190. 鼻咽癌都是一样的吗?

鼻咽癌是发生在鼻咽部的恶性肿瘤之一。鼻咽部可以发生很多种肿瘤,大致可以分为两大类,一类是良性的,如发生在鼻咽部的息肉、乳头状瘤、鼻咽部的血管纤维瘤等;另一类是恶性的,包括鼻咽癌、鼻咽部乳头状腺癌、涎腺型癌,还有淋巴造血系统的恶性肿瘤,如常见的 NK/T 细胞淋巴瘤、弥漫性大 B 细胞淋巴瘤、髓外浆细胞瘤等等。由此可见,发生在鼻咽部的恶性肿瘤,不一定就是鼻咽癌;即使是发生在鼻咽部的恶性上皮肿瘤,也不都叫鼻咽癌,因为鼻咽癌不包括发生在鼻咽部的腺癌和涎腺型癌。

世界卫生组织(WHO)给鼻咽癌下了一个定义,这个定义是基于其发生的部位和组织形态而界定的,也就是在从病人病变部位取出组织根据其在显微镜下的形态而确定的,鼻咽癌是指发生在鼻咽部黏膜的癌,在光镜和电镜中显示有鳞状上皮分化的特点,它可以进一步区分为鳞状细胞癌、非角化性癌和基底样鳞状细胞癌,其中非角化性癌又进一步分为分化型和未分化型。从这个定义中,我们就可以看出鼻咽癌不都是一样的,鼻咽癌有不同的组织类型和亚型。鼻咽癌之所以还要区分出不同的组织类型和亚型,是由于这些不同类型或亚型对治疗的反应,如对放疗的敏感性不同,预后也有差别。例如角化型鳞状细胞癌对放疗的敏感性差,预后也较非角化性癌差。

其实,不同病人鼻咽癌的差异还不光表现在组织形态的差别上,不同病人的临床症状,影像学检查结果,血清学检查 EBV(EB 病毒)

的抗体滴度等方面也都存在差异。（闫庆国）

191. 如何防范鼻咽癌?

鼻咽癌的发生主要与病毒（EB 病毒等）、遗传（种族遗传性、家族聚集性、血型基因），还有环境因素及维生素 A 缺乏有关。约有 10% 的鼻咽癌病人有家族史。鼻咽癌的预防防范措施包括：

（1）纠正不良饮食习惯。尽量减少食用咸鱼及腌制品，如果家住疾病高发地区，或者直系亲属有鼻咽癌病史时，应每年定期体检鼻咽部，体检时可以抽血查 EB 病毒。

（2）注意环境卫生，尽量避免与外界致癌物接触，如亚硝胺和真菌毒素等。

（3）注意鼻腔卫生，不乱用不洁净的擦拭物擦鼻，改变随意用手指抠鼻的不良习惯。

（4）加强室内通风，室内每日开窗通风最好不少于 1～2 次，避开厨房油烟，日常烹调时要打开抽油烟机，远离烟草和烟雾。

（5）加强体育锻炼，提高免疫力，减少上呼吸道感染的发生。

（6）如出现异常症状，应及时就医，而不是讳疾忌医。早期就诊不但可以增加治愈率也可以降低医疗费用。

（7）筛查或诊断鼻咽癌应到耳鼻咽喉专科就诊，而不是内外科，因为非专科医生同样有可能漏诊。（王存良）

192. 怎样发现鼻咽癌?

鼻咽癌是指发生于鼻黏膜的恶性肿瘤，恶性程度很高，严重威胁着人们的生命。因为鼻咽位置隐匿结构复杂加之早期症状不具有特异性而往往被人忽视，一经发现多为中晚期。那么怎样尽早发现呢？

有下列情况者需高度警惕及时就医：①鼻塞、多为单侧性；②鼻涕中反复出现血性分泌物呈淡粉色；③听力下降、耳鸣、反复发生单侧分泌性中耳炎；④顽固偏头痛、面部麻木、视物模糊、视力下降等症状；⑤脖子出现迅速增大的硬块；⑥持续性偏头痛。鼻塞多与体位无关，呈持续性，当瘤体增大时，两侧都鼻塞。出血是鼻咽癌早期的常见症状，表现为鼻涕中带血或吸鼻后痰中带血，常发生在早晨起床后，从口中回吸出带血的鼻涕，带血量不多，常被病人疏忽，或被当作咯血而到内科就诊。

鼻咽镜检查是发现鼻咽癌的一个重要手段。此项检查简单，可早期发现黏膜病变，有鼻炎的病人EB病毒抗体监测也具有重要参考价值。早期鼻咽癌治愈率较高，如Ⅰ期病例的放射治疗5年生存率可达95%以上。而晚期病人则治疗效果较差。因此早期发现、早期治疗能显著提高疗效。知道早期鼻咽癌的症状，是可以做到早发现、早诊断、早治疗的，所以发现上述情况的人群一定要提高警惕。（高鹏飞）

193. 鼻咽癌为什么要常常做放疗?

鼻咽癌是最常见的头颈部肿瘤之一。全球每年新增鼻咽癌病例6万例以上，80%的病例分布在中国南方及南亚地区，而中国以华南、西南各省高发。

耳鼻症状、头痛、面麻、复视、颈部肿块是鼻咽癌病人最常见的症状和体征。通过头颈部CT、MRI、PET/CT及鼻咽镜等相关检查可以诊断和分期。鼻咽肿物穿刺病理检查是确诊的"金指标"。鼻咽癌容易发生骨、肺、肝转移，应重点行全身骨扫描、胸腹部CT及腹部超声检查。

由于鼻咽解剖位置较深，且邻近重要器官，难以进行根治性的手术切除。一般行手术治疗仅限于为获得组织学证据而进行的活检，以及肿瘤残留或复发后的挽救性治疗。

目前公认和有效的根治性治疗手段为放疗，或以放疗为主的综合治疗。早期一般采用单纯放射治疗，晚期常采用同步放、化疗或先放疗后化疗。

三维适形和三维适形调强放射治疗（IMRT）是当今国际较先进的放射治疗方法，特别是IMRT，在鼻咽癌的治疗中取得了突破性的进展，显著地提高了局控率，降低了副反应，其5年局控率达到95%。全程放疗周期为6～7周，5次/周，1次/日。放疗期间定期复查血常规，配合药物对症治疗，减轻放疗反应。放疗是鼻咽癌的最主要的治疗手段，鼻咽癌也是头颈部肿瘤乃至全身肿瘤中放疗效果最好的肿瘤之一。

总之，鼻咽位置深，手术切除困难，放疗效果好，因此鼻咽癌常常首选做放疗。（梁　军）

194. 鼻咽癌的综合治疗包括哪些?

就手段而言，鼻咽癌的综合治疗内容包括：放疗、手术、化疗、生物免疫治疗、中医中药治疗及分子靶向治疗。但放疗一直是治疗鼻咽癌的首选方法。

手术治疗通常适用于：①分化较高的鼻咽癌，如腺癌，鳞癌Ⅰ、Ⅱ级，恶性混合瘤的早期病例；②放疗已给予根治剂量，鼻咽原发灶尚未消失，或出现抗放射现象者，休息一个月后可行手术切除。

化疗主要有以下几种情况：①Ⅳ期病人以及Ⅳ期有明显淋巴转移者；②颈部区域淋巴结巨大块状转移，做放疗前诱导性化疗；③作为放疗前增敏作用的化疗，及配合放疗过程的小剂量化疗；也可作为放疗或手术治疗后的辅助性化疗。

而生物免疫治疗、中医中药治疗，可作为辅助治疗方法加以应用。分子靶向治疗也开始在鼻咽癌中尝试应用。（王存良）

195. 鼻咽癌能用靶向治疗吗?

众所周知，靶向治疗是近年来肿瘤治疗领域的突破性和革命性的发展，代表了肿瘤生物治疗目前最新的发展方向，行业内具有"生物导弹"的美称。而如今已应用至临床的分子靶向药物已比比皆是，如治疗肺癌的易瑞沙、乳腺癌的赫赛汀、淋巴瘤的美罗华等等，在临床应用中都取得了显著的疗效。

靶向治疗分为三个层次，即器官靶向、细胞靶向和分子靶向。分子靶向是靶向治疗中特异性的最高层次，它是针对肿瘤细胞里面的某一个蛋白质的分子，一个核苷酸的片段，或者一个基因产物进行治疗。肿瘤分子靶向治疗是指在肿瘤分子细胞生物学的基础上，利用肿瘤组织或细胞所具有的特异性（或相对特异的）结构分子作为靶点，使用某些能与这些靶分子特异结合的载体，将药物或其他杀伤肿瘤细胞的活性物质选择性地运送到肿瘤部位，把治疗作用或药物效应尽量限定在特定的肿瘤靶区内，而不影响正常细胞、组织或器官的功能，从而提高疗效、减少毒副作用的一种方法。

近年来全球多家肿瘤研究机构利用西妥昔单抗联合卡铂治疗复发或转移性鼻咽癌。尼妥珠单抗联合放、化疗治疗晚期鼻咽癌，贝伐单抗联合紫杉醇抑制鼻咽癌肿瘤血管生成等临床研究取得了可喜成绩。但仍存在亟待解决的问题，如靶向药物的特异性、有效性和不良反应尚待进一步研究，靶向药物价格普遍较昂贵难以普及，单一靶点的阻断不足以抑制肿瘤生成等问题有待于解决。

尽管鼻咽癌的分子靶向治疗的前景非常乐观，但并不十分成熟，只有与手术、放疗、化疗以及生物治疗的其他手段结合，取长补短，正确认识分子靶向治疗的地位和作用，才可能在未来的肿瘤治疗领域大放异彩。（王永青）

196. 生物免疫治疗在鼻咽癌中起什么作用？

鼻咽癌的肿瘤细胞在体内发生、发展的过程中，可抑制机体的免疫功能。其机制包括：诱导抑制性细胞的产生；诱导抑制性细胞因子的分泌；肿瘤细胞自身分泌一些具有免疫抑制作用的产物，甚至侵犯其引流的淋巴结导致机体局部（早期）乃至全身（晚期）的免疫功能低下。

临床发现，在肿瘤生长过程中，特别是在肿瘤晚期，病人的免疫功能普遍低下，但当手术切除肿瘤，或给予其他有效治疗后，免疫功能有不同程度的恢复，肿瘤细胞的生长也有不同程度的抑制，病情得以缓解。而生物免疫治疗正是利用各种生物治疗制剂和手段来增强机体的免疫功能，修复机体防御系统和肿瘤细胞之间失去的平衡，以达到控制和杀灭肿瘤细胞的目的。它是继手术、放疗和化疗三大常规治疗后的第4种重要的治疗手段。目前，肿瘤的生物治疗技术主要包括细胞因子技术、过继性免疫细胞治疗技术、单克隆抗体及耦联物技术、肿瘤疫苗技术、基因治疗技术、抗新生血管生成治疗技术等。

肿瘤生物治疗具有不伤身体、无痛、无需住院等优点，能提高病人自身的免疫与生活质量，适用于大多数实体肿瘤。对病人受损的免疫系统能够起到恢复与重建的疗效；与手术治疗配合使用，可有效清除手术后残余的癌细胞及微小病灶，预防肿瘤的复发和转移；与化疗同用可以提升疗效，减轻毒副反应；与放疗同用可以增强放疗敏感性，提升病人对不良反应的耐受性，改善病人的生活质量。（王永青）

197. 鼻咽癌放疗后，常有什么副反应？怎么解决？

放射治疗是鼻咽癌的主要治疗手段，特别是调强放射治疗的发展明显提高了鼻咽癌局部控制率和生存率，而且降低了并发症的发生率。鼻咽癌常见的放疗并发症包括急性反应和晚期并发症两种，急性反应包括皮炎、黏膜炎和口干。病人应该做到：①与医生仔细沟通，了解治疗的次数、剂量、范围和注意事项；②治疗期间穿着宽松的棉质衣服，应用中性洗面奶和护肤品，经常漱口，保持口腔清洁；③严重的黏膜反应和口干，可以请医生采用药物处理，比如阿米福丁；鼻咽癌放疗后的晚期并发症包括软组织纤维化、张口困难、口干、听力减退、血管病变、放射性骨坏死、颞叶坏死、甲状腺功能低下、垂体功能低下等，这些反应都是由于相关正常组织受到过量的照射引起的，关键在于制订放疗计划时避免正常组织的过量照射，病人在放疗后应该按照医生的安排定期随访复查，及时发现问题，一般治疗结束后第一年应每1～3个月来医院复查一次，第二年每2～4个月复查一次，第3～5年每4～6个月复查一次，五年后每6～12个月复查一次，放疗后2个月和4个月进行鼻咽部磁共振检查，之后每半年检查一次，甲状腺功能每6～12个月检查一次，还应定期进行牙齿检查和清洁。（韩良辅）

198. 中医中药在治疗鼻咽癌中有什么作用？

（1）减轻放疗副作用及后遗症　放疗在杀伤肿瘤细胞的同时，难免会损伤周围正常组织，带来一些副作用，如口干、鼻咽部干燥、咽喉疼痛、吞咽困难、口腔溃烂等，这时可辨证选用养阴生津、清热解毒之剂可减轻"热毒"辐射对人体的损伤。

（2）增敏作用　活血化瘀中药可以改善微循环，加速血液循环，使乏氧情况改善，从而改善和增加放射治疗的敏感度。

（3）调节病人免疫功能提高病人生存质量　扶正活血中药联合放射治疗能提高机体免疫力，预防转移，明显提高鼻咽癌病人远期生存率。而对于某些晚期鼻咽癌病人，由于出现远处转移，或身体功能状态下降，不能或不愿意接受放疗或化疗，则应以中药辨证治疗为主。中医治疗鼻咽癌，从整体观念出发，在疾病早中期即身体邪盛正未衰时，以攻邪为主辨证治疗，如：清热解毒、活血化瘀、软坚散结、以毒攻毒，抑制肿瘤的生长；在疾病中晚期，正气已损，邪气嚣张，扶正培本治疗，寓攻于补。通过"人瘤共存"的治疗方式，促进病人生存质量的提高。

鼻咽癌的中医辨证论治及方药选择：鼻咽癌多属本虚标实之症，本虚以气虚、血虚、阴虚为主，标实以痰浊、毒热、瘀血为患，大体辨证分型如下：

（1）肝肺郁热症　鼻塞、涕中带血、口干、头痛、舌红、苔黄，治用方剂：银翘散合黄连解毒汤加减。

（2）痰浊结聚证　咳嗽痰黄，胸闷体乏、舌苔腻、脉滑。治用方剂：清气化痰丸加减。

（3）气血凝结证　头痛、视物模糊、舌红、青紫瘀点、苔薄白、脉细涩。治用方剂：丹逍遥散加减。

（4）火毒困结证　头痛、鼻塞、涕中带血、口腔溃烂、口干、尿黄、便结、舌红、苔薄黄、脉弦数。治用方剂：柴胡清肝汤加减。

（5）正虚毒滞证　放疗中后期，头晕倦怠、口鼻干燥、消瘦、面色苍白、舌淡红或暗红、脉细弱。治用方剂：人参养荣汤加减。

（6）脾胃失调症　放、化疗后，乏力消瘦，恶心呕吐，便干，舌淡白、苔白、脉细弱。治用方剂：香砂六君汤加减。

（7）肾精亏损证　放、化疗后，头晕目眩、耳聋耳鸣、腰腿酸软、咽喉干燥、心烦失眠、舌红少苔、脉细数。治用方剂：滋水清肝饮加减。

（高树人）

199. 鼻咽癌的放、化疗是如何安排的？

鼻咽癌治疗手段包括放疗、化疗、分子靶向治疗等。鼻咽癌放疗、化疗的安排是根据肿瘤的局部侵犯范围、有无淋巴结及远处器官转移来确定的，病人的年龄、病理类型、肿瘤细胞的分化程度及增殖能力也是选择治疗方法的依据。

肿瘤仅局限于鼻咽腔、无淋巴结转移的早期鼻咽癌，可以选择行单纯根治性放疗；肿瘤生长超出鼻咽腔，侵犯周围结构，或有淋巴结转移的鼻咽癌，均应接受放疗综合治疗，同步放、化疗是标准的治疗模式。新辅助（放疗前）或辅助化疗（放疗后）要根据病人的个体情况安排。如有远处器官转移的鼻咽癌，接受以铂类为基础的化疗及根治性放疗或局部姑息性放疗。有远处转移高危的病人，特别是淋巴结较大、相互融合者，适合新辅助化疗。但化疗次数通常不宜超过 3 次，如在化疗过程中发现肿瘤消退不理想，应尽早开始放疗。现有的循证医学证据并不支持放疗后的辅助化疗。调强放疗提高了肿瘤的局部控制率，提高了病人的生活质量。放、化疗同期治疗提高了病人的局部控制率及总生存率。因鼻咽部肿瘤位置深在，手术困难，鼻咽癌的颈部淋巴引流丰富，放、化疗前单纯手术切除肿大淋巴结或进行淋巴结清扫术会造成肿瘤的蔓延或淋巴结逆行转移。但是，在放、化疗后仍有颈部淋巴结残留者，可以考虑选择性颈部淋巴结清扫术或残留淋巴结切除术。放疗是鼻咽癌的首选治疗方案。照射范围应包括肿瘤侵犯区域，对未侵犯的颅底和无转移的颈部淋巴引流区也需要预防照射。运用调强放疗、合适体位、眼球移动等技术手段使正常组织受量在其耐受剂量以下。由此而引发的严重放射性并发症，如中枢神经系统损伤，张口艰难、颈部纤维化和垂体功能下降等并发症发病率均下降。（魏丽春　李剑平）

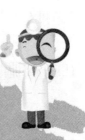

医生叮嘱

　　鼻咽癌病人应尽量避免长期暴露在污染严重的环境中；少吃咸鱼、腌肉等食品，因为其中含有致癌物质亚硝胺；积极治疗鼻腔及鼻咽部炎症、溃疡等疾病；对于反复出现治疗效果不佳的鼻堵、鼻衄、流涕等症状时不要轻视，应尽早到正规医院就诊。

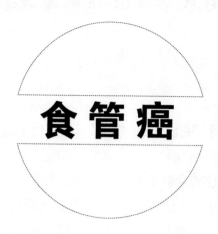

食管癌

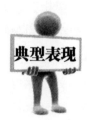

典型表现

  吞咽梗噎感，胸骨后疼痛，病人常伴有食管内异物感，剑突下疼痛，咽喉部干燥与紧缩感，胸骨后闷胀不适。

本章问题由 **程红 师建国 陈敏洁** 等医生回答

200. 食管癌有"鳞"有"腺"还有什么？

我们平常所说的食管癌是指发生于食管的一大类上皮分化的恶性肿瘤，病理学上可以再分很多类型。大家常听说的"鳞癌"和"腺癌"，是其中最常见的两个类型，除此之外，还有神经内分泌癌和其他一些少见的类型。

"鳞状细胞癌"（即鳞癌）是食管癌最常见的类型，占90%以上。大部分发生于食管的中下段，它的发生与生活方式密切相关，如长期吃腌制食品、发霉食物以及过度辛辣、偏硬、过热和粗糙的食物，还有进食过快、喝烈性酒、吸烟、HPV感染等。鳞癌的预后较差，总体5年生存率约10%。鳞癌中还有一些少见的特殊亚型，如疣状癌、梭形细胞癌、基底细胞样鳞癌等，其中疣状癌预后最好，肿瘤生长缓慢，很少发生转移。

"腺癌"是食管癌第二常见的类型，占5%~10%。主要发生于食管下段，绝大多数与胃食管反流引起的Barrett食管有关，与吸烟、饮酒、肥胖和幽门螺杆菌感染也有一定关系。食管腺癌的预后较差，进展期肿瘤术后5年生存率不到20%。腺癌中也有一些少见的特殊类型，如黏液腺癌、腺鳞癌、黏液表皮样癌、腺样囊性癌等，其中腺样囊性癌预后最差，平均存活期不到一年。

发生于食管的神经内分泌癌很少见，包括类癌（高分化的内分泌癌）、小细胞癌（低分化的内分泌癌）和内分泌-外分泌混合性癌，其中内分泌-外分泌混合性癌非常少见，常由腺癌成分和类癌成分混合而成。食管类癌几乎全部发生于男性，多位于食管下 1/3 部分。几乎所有的小细胞癌都发生于食管下半部分，病人多有重度吸烟史，并与 Barrett 食管有关。小细胞癌病人多于一年内死亡，类癌的预后相对好一些。（程 虹）

201. 什么人容易得食管癌？

有一句话叫"穷人得食管癌"，果真吗？看看传统穷人的生活，我们就不难领悟这其中的细胞生物学道理。过去穷人生活窘迫，油水少、体力劳动强度又大，常使他们出现这样的饮食特点，即：吃得"多、粗、硬、烫、霉变、高盐、狼吞虎咽"，于是，食管这条"铁路运输线"损伤的机会大大增加了，其结果是：组织细胞"损伤的机会多，修复机会就多""修复的机会多，增生机会就多"，即损伤、修复、增生的机会多，也就是细胞"生孩子"的机会多，发生错误产生变异的机会就多了，"癌变"即是细胞品种变异的一种，细胞变异的机会多，癌变的机会自然就多了，于是，临床上常能看到这样一种现象，更多的食管癌病人常常是既往身体状况还比较好，且身体越棒，而饮食条件和习惯越具有上述特点，得食管癌的机会就越多，"损伤、修复、增生"机会的增多，为"变异、癌变"提供了更多的机会、过度的机会，甚至使免疫监视功能也无能为力。其实"损伤→修复→增生→变异→癌变"可以这样相互链锁着为变异、癌变提供机会，也可在各自层面上，单独发挥导致"变异"增加"癌变"的机会，如：损伤→变异→癌变；修复→变异→癌变；增生→变异→癌变。这里的"损伤"不简单是指我们肉眼可以看到的，它包括了机械、物理、化学、生物、免疫以及社会性因素，只要这些外因最终作用于细胞微环境和细胞，对相关的细胞基因图纸进行修改，这样的"痕量损伤"，即使不能被我们察觉，它却可以为细胞变异（可能是各种各样的）和癌变提供更多的机会！不要说有些物质或因素本身就有明显的致癌作用，如，许多人都知道的亚硝胺、苯并芘等，其实就是损伤、修复、增生的机会增多，久而久之，变异、癌变的机会自然就多了，也就有了所谓的穷人得食管癌。另外"修复"和"增生"也都有各自有利变异和癌变的作用，如"修复"过程中，DNA复制、转录都有一定的自然出错率，若加之遗传背景中负责DNA修复体系的基因结构功能有缺陷，使"肿瘤发生相关基因"（癌基因/抑癌基因）修复过程中出现的错误难以修复，其错误发生率就会更高，修复机会的增加，就会使得变异和癌变的机会增加。而"增生"过程中，细胞要完整复制亲代细胞的全部基因，这一复制过程以及细胞复制过程中曾经沉默基因的表达，以及在有丝分裂中染色体可能出现的畸变等，都更增加了变异、癌变的机会。因此，无论损伤、修复、增生，它们都可以或连锁或单独增加变异和癌变。所以，"减少和避免慢性、迁延性损伤/修复/增生性疾患或行为就是防癌"！这不仅真对食管癌，对其他癌症也然。（师建国）

202. 食管癌容易造成哪些破坏？

食管癌早期由于病变表浅可以无症状，或偶尔出现神经刺激症状，常为一过性。随病变进展症状出现的频率增加，其表现为吞咽哽噎感、食管内异物感、咽喉部紧缩感，初期症状轻微，易被忽视。一旦出现症状请及时到医院做进一步检查。

食管癌可以造成哪些破坏呢？太早期的病变可能病人不一定能感觉到，在没有构成很大破坏前，由于食管的特殊位置你可能会有一些感觉异常了，这种感觉上面已经讲道，但当病变到了一定程度时，胸骨后疼痛或闷胀不适会出现；当肿瘤直接侵犯或转移灶压迫喉返神经时会出现声带麻痹，导致声音嘶哑。如果肿瘤侵犯压迫了交感神经节，则产生交感神经麻痹症（Honer综合征），临床表现为典型的三联症：眼裂变小、瞳孔缩小及同侧面部少汗。肿瘤侵犯膈神经，可引起膈肌麻痹。侵犯迷走神经，可使心率加速；压迫上腔静脉，能引起上腔静脉压迫综合征；而当肿瘤压迫刺激解剖结构位于它前面的气管时，可出现气急、干咳，如果肿瘤病灶使食管和气管贯通并形成食管气管瘘，则食物会从食管进入气管而发生进食呛咳；肿瘤组织坏死、溃破或侵及大血管会引起呕血或黑粪，肿瘤侵及主动脉时可引起大出血；当食管癌细胞转移到颈部、锁骨淋巴结并长大时，就会在相应的部位出现无痛性肿块，并进行性增大，摸上去质地很硬，当这病灶进一步生长，无痛性的包块可能就会使病人痛得难忍，这常常是它压迫了臂丛神经的结果，而且会引起上肢功能的障碍；有些食管鳞状细胞癌可以产生甲状旁腺激素而引起高血钙症，即使病人是在无骨转移的情况下，同样可以发生高钙血症，这是肿瘤的一种异位内分泌功能。

和许多恶性肿瘤一样，食管癌到了一定的晚期，多处转移都可发生，压迫什么位置就产生相应的症状和体征，但就其特点，除了上述提到的，肝脏、腹腔淋巴结往往是转移的好发部位，因此在检查、治疗过程中需要重点关注。（王存良）

203. 怎样发现食管癌?

导致食管癌发生的直接因素除了环境、遗传外，个人的行为因素有很大的作用，大多为吃饭速度过快，食物过烫、过硬、高盐、霉变等，使食管黏膜不断损伤反复修复增生最终引起恶变。那么食管癌的信号有哪些呢?

（1）进食发噎吞咽不适，伴呃逆，在食管癌早期病人有吞咽不适、不顺畅的感觉。随着病情进展，哽噎感逐渐加重，尤其是干馍烙饼更为突出。

（2）咽喉干燥和紧缩感，情绪波动时尤为明显。

（3）食物滞留感和异物感。咽下食物或饮水时有食物下行缓慢并滞留的感觉，或食物黏附于食管壁的感觉，此感觉时轻时重但无疼痛。

（4）胸骨闷胀感，后背、心口下疼痛、烧灼、针刺、牵拉或摩擦样，其疼痛程度与食物粗细灼热程度有关，进食后症状减轻或消失。

（5）进食不下，疼痛难忍，口吐黏痰或黏液、咯血等多为食管癌中晚期的信号。

如果发现了上述不良信号，最好的办法是进行内窥镜的检查，这样就可以尽早发现病变。（陈敏洁）

204. 食管癌为什么要常常做放疗？

食管癌手术治疗有较明显的适应证，如肿瘤有明显的外侵或已有明显淋巴结转移，或有并发症，如较严重心脏病等不适合手术。因此，能根治性手术治疗的病人仅占全部病人的1/4。放射治疗是目前食管癌主要的、有效的、安全的手段之一。

（1）对于局部早期或病期能手术而因为内科疾病如心脏病、高血压等不能手术或不愿手术者，放疗可以达到与手术相当的效果，也就是能够根治，并且放疗具有不开刀、无痛苦、治疗时间短、恢复快等优势。

（2）对局部病期偏晚又没有淋巴结转移者，先行术前放疗，可以明显提高手术切除率，降低淋巴结转移，使不能手术的病人成功获得手术，特别是达到放疗后病理反应程度为重度甚至无癌者其生存期明显提高。

（3）术后放疗。由于手术后失败的主要原因为吻合口复发和胸腔内淋巴结转移，选择合适的适应证进行根治术后预防性放疗能显著降低放疗部位淋巴结转移复发率，且不增加吻合口的狭窄，更主要的是能提高生存率。

近年来，随着放射治疗技术的不断进步，如三维适形放疗、IMRT或简单 IMRT（sIMRT）新技术的开展，食管癌的放疗更精准，肿瘤放疗剂量提高，也能使正常组织得到更好的保护，进而在降低局部复发率的基础上，也能延长生存率。（梁 芳）

205. 食管癌何时做手术比较好?

进行全身检查，如果明确以下条件，即应立刻采取手术治疗：

（1）胸部 CT 提示食管癌局部病变向食管外生长过程中，未侵犯主动脉、气管或左右主支气管、脊柱椎体等周围组织；

（2）钡餐透视检查发现，食管随吞咽动作有明确的上下活动度；

（3）头颅 CT、磁共振检查未发现有转移灶；

（4）其余机体部位如心、肝、肺和肾等均无明显功能减退，无其他严重伴随疾病，身体状况可耐受开胸手术者；

（5）无声音嘶哑及刺激性咳嗽，气管镜检查见声带活动度良好，气管内无肿瘤侵犯或仅呈现外压改变；

（6）少数虽高龄（大于 80 岁）但身体强健无伴随疾病的病人；

（7）其余检查提示无远处转移。

对于全身情况良好，但食管癌病变比较大，侵犯主动脉、气管等周围重要脏器的病人，可先进行局部食管癌病变的半量放疗（既给予食管癌正常放疗治疗的一半剂量），待瘤体缩小后再尽早行手术治疗。

（卢 强）

206. 食管癌一般有哪些治疗手段?

食管癌的综合治疗手段主要包括以下几种：

（1）手术 手术切除是食管癌治疗的首选方法。早期手术切除率为 100%，5 年生存率可达 90%。越接近食管下端的癌肿，切除率越高。影响手术治疗预后的因素为切除是否彻底、癌肿分期、有无转移及癌肿外侵程度。

（2）放疗 对不能手术或不愿手术者均可放疗，有些病例需要在手术后追加放疗，有些病例可在术前进行辅助放疗。放疗常见的反应和并发症为放射性食管炎、气管炎及食管穿孔等。

（3）化疗　可有术前的辅助化疗，配合放疗的小剂量化疗，术后的化疗，以及不能进行手术、放疗的一些病例可选择合适方案进行放疗。

（4）经内镜治疗　有激光治疗、微波治疗等，还可经内镜放置食管支架以缓解梗阻症状。

（5）中药治疗　多采用扶正及活血化瘀法用药，可有效改善机体免疫功能，增强体质，并明显提高手术、放疗及化疗疗效。

（6）生物治疗　选用多种生物细胞因子及生物细胞做辅助治疗，也可用切除的肿瘤组织制成肿瘤疫苗进行主动免疫治疗。

（7）分子靶向治疗　目前也开始进行尝试应用。

（8）其他综合治疗　主要包括改善病人综合状况的"支持""对症"治疗，以及饮食、心理、体疗等。（罗新林）

207. 食管癌可以靶向治疗吗?

药物治疗是食管癌的重要治疗方法之一。不断寻求新的有效药物、提高疗效、降低毒性是食管癌治疗学发展的重要任务之一。随着对肿瘤分子生物学机制研究的不断深入，学者们正在尝试分子靶向药物治疗食管癌。

分子靶向治疗利用肿瘤细胞与正常细胞之间的分子生物学差异，采用封闭受体、抑制血管生成、阻断信号传导等方法作用于肿瘤细胞特定的靶点，特异性抑制肿瘤生长，促进肿瘤凋亡，具有有的放矢的特点。分子靶向药物选择性高，能发挥更强的抗肿瘤活性，而且不易产生耐药，安全性优于化疗药物，是肿瘤治疗的新方向。分子靶向药物的进步为食管癌内科治疗提供了新的治疗途径。临床研究提示，同期放、化疗配合分子靶向治疗可以提高食管癌缓解率，有效提高病人生存率。

近年来，初步的临床研究提示，吉非替尼治疗女性、鳞癌食管癌病人上具有优势，西妥昔单抗、曲妥珠单抗具有增敏食管癌化放疗的作用，尼妥珠单抗增敏化放疗的证据亦较充分，贝伐单抗联合化疗可能提高食管腺癌的疾病控制率等。但食管癌的靶向治疗的临床研究尚处于萌芽阶段，靶点药物的疗效也未十分明确，如何多靶点联合应用、单抗类药物联合新型细胞毒药物以及联合放疗才能达到最佳疗效，是将来研究的重点，有望把食管癌的治疗推向新的阶段，从而延长食管癌病人的生存期和提高其生存质量。（王永青）

208. 生物治疗在食管癌中的作用是什么?

基础和临床研究表明肿瘤在生长、发展过程中可严重抑制机体免疫功能。手术既是对免疫功能的突发性打击，也是解除肿瘤抑制免疫功能的有效手段。但术后需要较长的恢复期，这个时段是机体免疫功能最低、肿瘤细胞生长指数最高、生长速度最快的阶段，也是肿瘤细胞最易受到机体细胞免疫功能抑制和吞噬的最佳时机，更是机体免疫功能得到恢复的最佳时机。

在这个刚手术后尚不允许应用化疗、放疗的情况下，如何不错过这一特定的难得机会，及时有力地使用生物免疫治疗方法，帮助和促进机体免疫功能尽快获得恢复和提高，抢在肿瘤细胞尚未大量生长增殖之前予以抑制和杀灭，对有效地加快病人术后康复时间，防止肿瘤复发转移，会得到意想不到的、事半功倍的积极作用和生存效益。

同时在放、化疗过程中，生物免疫疗法具有增强放疗敏感性，减少放疗毒副作用；抵抗化疗药物的免疫抑制作用，增强对化疗药物的敏感性，改善化疗药耐药问题，提高化疗疗效。还能提高食管癌病人的生活质量，对于晚期的病人，能改善症状，减轻痛苦提高生活质量，延长生存期。

生物免疫治疗安全、高效、几乎无毒副作用，可以明显改善病人的生活质量，提高生存预期，清除体内微小病灶，预防肿瘤复发和转移，被认为是继手术、化疗、放疗之后的第四种肿瘤治疗方法，是 21 世纪肿瘤综合治疗模式中不可缺少的一种治疗手段！（王永青）

209. 食管癌术后可能存在什么不良影响？如何处理？

食管癌手术后切除了部分食管，用胃（空肠或结肠）代替，病人贲门的作用完全消失，胃的容量较前减少，位置从腹腔升到胸腔，从横位变成立位，这些都可引起消化道功能的变化。

（1）术后病人常出现进食后停顿感，易饱胀，胃内有气串样感觉，须尽力打嗝后再进食。这是因为术后胃容积减少，待吞咽的空气排出后食物才可进入的缘故。一次进食过多，会引起胸腔内的胃明显扩张，导致胸闷、气短等不适，且易出现消化不良。

（2）部分病人进食后出现上腹饱胀感，呃逆，反复呕吐大量胃内容物，应根据情况予以胃肠减压、空肠造瘘等，并予肠内、肠外营养支持及药物调整胃肠道功能，如吗丁啉等；由于手术时迷走神经被切断，部分病人可出现腹泻、唾液增多，可以对症处理。

（3）有的病人术后反酸，胸骨后灼痛，呕吐甚至呕血。这是因为术后丧失了贲门的抗反流机制，胃液及胃内容物返流到食管所致，口服抑酸药物如奥美拉唑等即可缓解症状，必要时可进行纤维内窥镜检查和食管压力及 pH 值测定，以确定有无反流性食管炎和吻合口溃疡。严重的病例可手术处理。

（4）有些病人术后 2 个月左右出现进食不畅，多因吻合口瘢痕收缩致吻合口狭窄，轻者可行扩张疗法，严重者需手术切除狭窄部分重新吻合。

（5）术后经过了相当时期出现的梗阻症状，应怀疑肿瘤复发，必要时需行上消化道造影以及纤维内窥镜检查、病理活检来证实。肿瘤复发后，身体条件能耐受手术者，可考虑再次手术，无条件手术者可行放疗或空肠造瘘以维持营养。

术后早期病人需进食高热量流食或半流食，忌辛辣等刺激性强的食物，少食多餐，一日 4 ～ 6 餐为宜，餐后不要立即平卧，以免食物及胃液反流入气管引起呛咳，卧时头高 20 ～ 30 厘米，裤带不要束缚

太紧避免腹压增高。（周永安　王居正）

210. 食管癌放疗期间主要副反应及应对策略是什么?

放疗是食管癌的主要治疗手段之一。食管癌放疗期间的主要反应是放射性食管炎和放射性气管炎。

（1）根据每个病人的具体情况，选择恰当的饮食形式　①应选用高蛋白、高热量、富含维生素、细软易消化、无刺激性的饮食，少食多餐，保证营养。②每个食管癌病人都应进食少渣、细而烂的食物，以免引起食物梗阻。尽量进食流质或半流质，如为软食，一定要细嚼慢咽。③进食疼痛、吞咽困难的病人，可在每次进食后，让病人自饮少量温开水冲洗食管，起到减轻食管炎症和水肿的作用，还可按照医嘱将蒙脱石散、1%新霉素碘含片、杜美芬等药物黏于食管壁上，以保护、修复食管黏膜，减轻疼痛和进食困难；鸡蛋清与庆大霉素混合治疗放射性食管炎。此方法对食管黏膜有保护和消炎作用。④遵医嘱予以口服黏膜表面麻醉剂和黏膜保护药物，减轻咽喉水肿及食管黏膜炎症，必要时予抗感染及激素治疗(以减轻食管的炎性反应和水肿)、静脉营养支持治疗。⑤食管癌病人多数有吃饭快、喜热食的不良习惯。注意食物的温度不可过热，避免进食过热、粗糙、硬性、过酸或过甜食物，以减少局部刺激。⑥禁烟、酒及辛辣（食用可导致局部疼痛加剧）等刺激性食物。⑦口服药磨成粉状再服用。指导病人细嚼慢咽，不能狼吞虎咽。每次进食后饮半杯温开水冲洗食管。⑧睡前两小时避免进食，预防食管炎的发生。⑨对严重吞咽困难、食后呕吐者，遵医嘱静脉补充足够的水分和营养。⑩有些食管癌病人放疗中常出现恶心、呕吐，为了减轻反应可少食多餐。⑪经常观察病人疼痛的性质、有无咳嗽及生命体征的变化，以便及时发现食管穿孔、出血。⑫进食极度困难者，多采取静脉补充营养，如50%葡萄糖、维生素C、维生素B_6、电解质、白蛋白、脂肪乳剂等。

（2）密切观察气管的反应　气管反应照射治疗 2 ~ 3 周后，由于气管炎性反应，会产生咳嗽，多为干咳、痰少。一般气管反应较轻，不需特殊处理。如需要可给予超声雾化吸入，在家中可用加湿器代替。湿润呼吸道黏膜，减轻症状。

（3）照射野皮肤的护理　照射前应让病人了解保护照射野皮肤对预防放射性皮炎的重要性。如选用全棉柔软内衣，避免粗糙衣物摩擦；照射野可用温水和柔软毛巾轻轻沾洗，局部禁用肥皂擦洗或热水浸浴；局部皮肤禁用碘油、酒精等刺激性消毒剂，避免冷热刺激如热敷、冰袋等。

（4）其他注意事项　①不生气，食管癌病人多数性子急、脾气暴躁。②嘱病人多休息或减少活动，以减少体力消耗。食管癌病人不仅需要积极配合医生的治疗，更需要医护人员及家属的精心照顾。（齐红宇）

211. 中医中药在食管癌治疗中的作用是什么?

中医中药在食管癌的综合治疗中可以起到辅助的作用，它可减轻放、化疗的毒副反应，加强抗癌作用，并有防止复发和转移功效，是进一步提高疗效的重要途径，有利提高生存质量和生存率。

（1）中药与放疗相结合　中药是放疗后一种较佳的接力性治疗，坚持长期扶正驱邪中药治疗是提高远期疗效、减少肿瘤复发的关键。放疗后多以益气、养阴、扶正为主，辅以清热、解毒、散结等祛邪治疗，可提高疗效。

（2）中药与手术相结合　手术前以中药辅助治疗，可增强病人身体功能，使之术后减少并发症。手术后若用中药调理，以扶正和祛邪相结合，根据不同病证及脏腑特性，采用辨证与辨病相结合来遣方用药，将有利疗效。

（3）中药与化疗相结合　化疗期间使用中医可以增强体质，提高机体的免疫力和对化疗药物的耐受性，限制肿瘤的发展，减少白细胞下降，肝肾损害，使化疗顺利进行，有利于肿瘤的彻底治疗。（高树人）

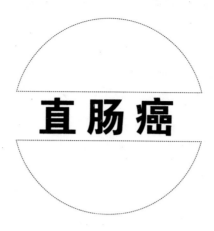

直肠癌

典型表现

　　长期反复或交替便频、腹泻、便秘，里急后重，肛门坠胀不适；便血；大便性状改变；腹痛；贫血；消瘦等症状。

本章问题由 **刘礼理 师建国 阎婕** 等医生回答

212. 怎样发现直肠癌?

回答这个问题前，先了解一些基本的情况。直肠和结肠癌占我国恶性肿瘤的第四位，并有上升的趋势。中国人的直、结肠癌与西方人比较有 3 个流行病学特点：一是直肠癌比结肠癌发病率高，约 1.5：1；二是低位直肠癌在直肠癌中所占比例高，约占 75%，大多数直肠癌可在直肠指检时触及；三是青年人 (<30 岁) 病人比例较高，约占 15%。但近几十年来，随着人民生活水平的提高及饮食结构的改变，结肠癌比例亦逐渐增多。

这些人容易患直肠癌：①在饮食方面：高脂、高蛋白质饮食；②身体状况方面：肥胖，肠道慢性炎症，如溃疡性结肠炎、血吸虫病；③肠道癌前病变方面：如直肠腺瘤，尤其是绒毛状腺瘤更为重要；④遗传因素方面：癌基因、抑癌基因突变导致出现的基因缺陷的结、直肠癌易感人群。

直肠癌早期的临床表现：在特别早期阶段可能并无特别感觉，但如果，直肠局部已有一些慢性迁延的病变，也可能在很长的时间里有大便的不适。当肿瘤生长到表面又破溃，使肠道黏膜受到刺激，大便会出现黏液、血迹，甚至脓血便。肿瘤占据肠道的位置，肠管变细，大便会变形、变细、次数也会增加，并可出现里急后重，排便不尽感。

当出现了上述情况，就要尽快做检查了，方法包括：①大便隐血试验进行筛查；②肿瘤标记物，如 CEA 等；③直肠指检，指诊虽为简单，但可以发现靠近肛门 10 厘米左右的肿瘤；④内镜检查，可以观察到更长的肠道病变，并可对疑似病变进行活检，病理组织学检查得到确诊。当然，其他的影响学检查等，对于发现癌症有无转移，都是十分必要的。（刘理礼）

213. "富人"容易得直肠癌吗?

乍看这个题目或感不解，但这里却可发掘出一个致癌的道理。以往我们知道欧美发达国家的大肠癌比我们国家多发，从概念上说，大肠癌包括结肠癌和直肠癌，随着这些年改革开放国家经济的进步，我们的大肠癌也呈上升势头，直肠癌也越来增多，为什么会这样呢？相关的宣教曾告诉我们，直肠癌的发生与高脂肪低纤维素饮食、直肠慢性炎症、直肠腺瘤、遗传、环境等因素有关。那么"富人好得直肠癌"与这些容易导致直肠癌的因素又有怎样的关联和对我们的启示呢。概括的讲，肿瘤的发生与三方面有关，即环境、行为、遗传。传统的富人在行为上常有三个特点，即"运动少、食量少（油水大）、食物构成纤维素少"，此三少，常常使直肠动员出一次有效的排便反射的机会减少，直肠的排空机会少，粪便存储于直肠的时间往往增加，并易形成便秘，直肠黏膜休养生息的机会减少，直肠黏膜直接受到刺激和伤害机会增加，加之局部长时间的粪便蓄积压迫直肠，使其局部血液循环也变差，这样直肠黏膜的细胞受损伤的机会就更增加了，其结果将有利于：损伤→修复→增生→变异→癌变！"损伤、修复、增生"性因素可以这样"损伤→修复→增生→变异→癌变"相互链锁着为变异、癌变提供机会，也可在各自层面上，单独发挥导致"变异"增加"癌变"的机会，如：损伤→变异→癌变；修复→变异→癌变；增生→变异→癌变。其实这里指的"损伤"，不简单是我们肉眼可以看到的，它包括了机械、物理、化学、生物、免疫以及社会性因素最终作用于细胞微环境和细胞，对细胞基因图纸进行修改的"痕量损伤"，有些虽然可能不被我们马上察觉，但它却能为细胞变异（可能是各种各样的）和癌变提供更多机会！

如果损伤性因素及物质本身就具有明显地使细胞致癌变异的能力，那么癌变的机会就更多。但传统富人的上述行为特点，无疑增加了这种机会，这也是一个"常在河边走…"的道理。事实上，当我们进行动物实验，制作癌症动物模型时，也并不是一次涂抹致癌物，癌变就发生了，有些要在一个选定的部位，进行几个月的致癌过程，动物模型才可能制成。因此，我们希望所有人的直肠扛起致癌物的时间和机会少一些。而那些"富人"就更要率先改变生活习惯！假如，你的遗传背景还存在弱势，那就更要注意了。（师建国）

214. 直肠癌对人体有哪些伤害?

直肠肿瘤由于其解剖位置、直肠功能的特殊性会对身体造成较大的影响，分为肿瘤本身的破坏以及相关治疗带来的伤害。

（1）早期直肠癌多数无症状。到一定程度时出现排便习惯改变，如大便次数增多、大便不尽、血便、脓血便、便秘、腹泻等。当肿瘤增大开始阻塞的时候，大便会逐渐变细，晚期则有排便梗阻等严重问题。

（2）其次，直肠的位置在盆腔里，直肠癌会侵犯周围重要的脏器，侵犯膀胱、尿道时出现尿急、尿痛、尿不尽，甚至排尿困难等问题；女性病人肿瘤侵犯阴道会出现阴道流出粪液、骶部及会阴部疼痛等；如果在腹腔、盆腔里广泛转移还会出现腹水、肠梗阻、下肢水肿等。

（3）当然作为恶性肿瘤的一种，远处转移也是直肠癌的特征，转移多见于肝脏、腹腔淋巴结、肺内等，这些伤害都会危及生命。所以必须积极、合理进行直肠癌的综合治疗。（闵 婕）

215. 直肠癌手术与放、化疗，如何安排?

直肠癌的治疗是以手术为主的综合治疗，放疗和化疗也是非常重要的手段。如何安排好手术和放、化疗的时机，是治疗成败的关键。低位晚期直肠癌最好在术前做放、化疗，具体而言，就是肿瘤距肛门12厘米以下的，CT、磁共振或超声内镜等检查发现肿瘤侵犯到肠壁肌层以外，或发现淋巴结有转移的。术前放、化疗可以使肿瘤缩小，减少手术难度，增加肛门保留机会，减少术后复发的几率。做完放、化疗后休息6～8周是最佳的手术时机，此时，肿瘤缩退情况已经稳定，放疗引起的组织水肿也已经消失。多数病人担心常规放、化疗5周，再休息6～8周，总共近3个月时间再做手术，会不会延误治疗，肿瘤会不会变大？实际上术前的放、化疗是肿瘤治疗的重要环节，从放疗的第一天起，就已经开始了肿瘤的治疗，而肿瘤会随着治疗的进行，逐渐缩小。另外，术前放疗还有短程治疗模式，提高单次放疗剂量，在1周内完成放疗，短程治疗和常规治疗的效果是相似的。如果术前没有做放、化疗，术后发现有淋巴结转移，或者肿瘤侵犯到肌层以外的浆膜或肠外组织，需要做术后辅助放、化疗。术后放疗应该在1月内尽早开始，越早开始放疗，获益越明显。最晚也不能超过半年。术前如果没有做过任何治疗，术后放疗和化疗的总时间要达到6个月。无论术前还是术后放疗，治疗剂量相对于直肠本身的耐受剂量是比较低的，几乎不会发生放射性肠炎。直肠癌的病人，一定要在手术前把外科、放疗科和肿瘤内科的医生都看过之后，再决定治疗的方案，安排好手术和放、化疗的时机。

（石 梅 李剑平）

216. 直肠癌术前的辅助化疗是怎么回事?

其实同许多肿瘤一样，治疗直肠癌的最常用方法是手术。外科医生在切除肿瘤时，往往尽量地切除靠近肿瘤的正常组织，以达到根治的目的，但如果病变靠近肛门，手术后常需结肠造瘘，即再造人工肛门，这给病人心理带来巨大压力和生活不便，也阻碍了癌症病人重新融入社会。事实上，许多病人一经确诊就已是局部晚期，肿瘤和周围组织粘连甚重，不易彻底切除。

在手术前，选择合适的化疗药物进行术前化疗，便可带来以下好处：一方面，可以有效地缩小肿瘤原发病灶；另一方面，又可减灭游离于血液中可能转移的肿瘤细胞。这种做法在肿瘤局部，使许多不能手术的病人获得了根治术的机会，一些需要进行结肠造瘘的病人，会因为肿瘤的缩小而在手术中重新获得保留肛门的机会。而术前的化疗，也使得病人可以赢得在手术恢复的空档期，事先获得对局部和全身肿瘤进行治疗覆盖的机会，赢得了宝贵的治疗时间。

这种被称为新辅助化疗的治疗常常效果相当好，甚至使一部分病人在随后进行的手术的病理标本中，找不到癌细胞，这使长期生存更有保障。循证医学资料已经表明，64% ~ 81% 的病人可以在新辅助放、化疗中受益，25% ~ 27% 的病人达到完全的病理缓解（即找不到肿瘤细胞）。从而使更多的病人从难以手术变成可以手术，难以保肛门变成保留住肛门，甚至使病人获得彻底治愈机会。除了术前的辅助化疗，术前的辅助放疗，也已在直肠癌的治疗中越来越被医务工作者重视和采用。至于术后的放、化疗和其他综合治疗手段还要视病人肿瘤和身体的综合情况而定。（师建国）

217. 我的直肠癌手术为什么要做肠造瘘?

病人、家属和医生都有这样的愿望，既在手术中切除肿瘤，获得根治，又最大限度地保留原有组织器官的结构和功能，但有时的情形却是不允许的。有些直肠癌病人手术同时要进行肠造瘘改变排便的位置，这是一种不得已而为之的选择。是否保留原肛门主要取决于肿瘤的位置和大小，也就是肿瘤对周围组织侵犯的程度，通常，如果肿瘤距离肛门有足够的距离，外科医生就可以相对方便地切除肿瘤并保留肛门，但如果肿瘤的位置很低，离肛门很近，若要勉强保留肛门，就会使肿瘤难以做到彻底切除，这样就有悖于手术治疗肿瘤的目的，因此，医生会在了解了你的肿瘤具体状况后，在手术前向病人或家属交代要选择的手术方式和可能或必然要面临的结果。

当然，随着手术方式的改良、技术的进步，以往一定是不能保肛的病例，如今却有可能保留肛门并同时满意地切除肿瘤。在现有技术条件下，到底什么样的直肠癌才会实施造瘘术，是有相对明确的医学标准和专家共识的。但由于近些年采用了术前的辅助化疗和放疗，在术前减小了肿瘤，使一些原来不能手术的直肠癌变得可以手术了，不能保肛的保肛了，也使得局部病灶被根治有了更多把握。当然也有某些直肠癌病人选择肠造瘘是因为局部病灶实在无法切除，或全身情况已难以支持一个标准的直肠癌根治手术，肠造瘘只是一种姑息行的选择，给病人排便找一个出口。也有一种情况的造瘘是可以择期还纳的，也就是说，在直肠癌根治手术的当时，由于肛门上方被切除的区域的吻合口的条件较薄弱，不适宜在当下马上建立经过原肛门的排便通道，于是先在上游做个肠道经腹壁的造瘘，给下游的病灶切除吻合口一个更长的修复机会，待条件具备时，再择期手术使造瘘口的肠管还纳回去，恢复病人的正常排便通道。（师建国）

218. 直肠癌术后造瘘口怎么维护好?

直肠癌手术肠造瘘后，常常会遇到造瘘口维护不好，引起皮肤红肿、发炎、溃烂的问题，直接影响到病人生活质量。如果您能够熟练掌握以下要点，就可以拥有正常的生活。

（1）皮肤护理与清洁 根据情况常常在手术后 2～3 天开始对结肠造瘘口皮肤进行清洁，先用生理盐水棉球洗净造瘘口周围皮肤，涂上氧化锌软膏，以防止造瘘口排出的东西浸渍皮肤而出现皮炎，每日都要进行清洁，但不宜常用洗涤剂，以免使皮肤油脂丢失，引发皮肤损伤。皮肤要经常保持干燥。

除冲洗外，为预防造瘘口狭窄，人工造瘘口手术 1 周后，开始扩肛，每日一次，手指扩肛。方法：戴手套涂上润滑剂，先从小指开始，轻轻进入造口深度为 4 厘米左右，停留 2～5 分钟，出入通顺后改用食指。每天一次，动作要轻柔，防止肠穿孔。扩肛时，嘱病人张口呵气，防止增加腹压。

（2）造口袋的选择和使用　造口袋经历了由无黏性到有黏性，又从无保护黏膜胶到有保护皮肤的梧桐膏过程，早先的橡胶造口袋具有体积大、无黏性、密封差、异味大等缺点，病人使用后很容易发生粪便渗漏，严重影响了病人的生活质量。梧桐胶造口袋具有体积小，隐蔽性好，密封性能好，无异味，与皮肤的相容性好，保护皮肤等优点，在预防造口并发症及病人心理康复方面都起到了积极作用。病人可根据自己的需求和造口大小去挑选适宜的造口袋，阅读自己所使用造口袋的说明书，正确使用。

（3）帮助肠道恢复功能　　进食要定时定量，以帮助控制肠道的活动规律，逐步养成定时排便的习惯。注意饮食卫生，多吃一点膳食纤维丰富的蔬菜水果，防止腹泻与便秘。（陈敏洁）

219. 什么是直肠癌综合治疗?

顾名思义，综合治疗是根据病人的具体的情况，如机体情况、病理类型、侵犯范围（病理分期）和发展趋势，有合理地、计划地应用现有的治疗手段的最佳组合，以期较大幅度地提高治愈率、延长生存期、提高病人生活质量。所有手段都用上并非是最佳治疗。目前主要的手段有外科手术、化疗、放疗、靶向生物治疗等。如果直肠癌发现早，可以获得治愈性的根治手术，病人术后并非都需要进行化疗和放疗。但在中期，联合化疗、放疗和靶向生物治疗则是防止复发，延长生存期所必要的治疗方法。晚期病人大多采用化疗、放疗和靶向生物治疗等内科治疗手段，以期减少痛苦，延长生存期。

但手术绝不仅限于是早期病人，在一些特殊情况下也可以接受姑息手术治疗，如癌肿局部浸润严重或转移广泛而无法根治时，为了解除梗阻和减少病人痛苦，可行姑息性切除，将有癌肿的肠段作有限的切除，并作造口；其次，如果局部复发病灶范围局限，且无其他部位的复发、转移时，可予手术探查，争取切除，近年来不少研究证实直肠癌肝转移的手术切除效果不是原来想象的那样悲观，若肝转移灶能被彻底切除，则可提高生存率。如为多个肝转移灶而不能手术切除者，可先全身化疗，使肿瘤缩小到能手术切除的时候再行切除，也可用射频、微波、氩氦刀等物理疗法对那些局部病灶进行治疗，也可达到同样的效果。这就是综合治疗各种手段合理、顺序应用的最好例子。

为了促使综合治疗手段应用的最优化，很多医院推行直肠癌多学科协作治疗方式，由外科医生、肿瘤内科医生、放疗科医生、病理科医生等共同会诊，为病人提供最优治疗方案。（张贺龙）

220. 直肠癌如何选择合适的化疗手段

手术治疗是直肠癌最重要的治疗手段，但非唯一。对直肠癌晚期或扩散转移的病人、体质状况不适合受手术的病人、手术或放疗后需巩固治疗的病人、术后复发需姑息治疗的病人等，化疗都具有举足轻重的作用。

直肠癌的治疗和预后与疾病所处的哪一期密切相关。直肠肠癌的分期基于原发肿瘤的浸润深度（用 T 来代表），是否有淋巴结转移（用 N 来代表）和远处转移（用 M 来代表）。直肠癌分为四期（Ⅰ、Ⅱ、Ⅲ、Ⅳ），Ⅰ期为早期癌，Ⅳ期为晚期扩散癌。临床上根据不同的肿瘤分期，病人的整体健康状况，而选择不同的化疗手段。

现在被应用的化疗手段包括新辅助静脉化疗（手术前化疗）、辅助静脉化疗（术后化疗）、盆腔灌注化疗、小剂量口服化疗、动脉介入化疗、低代谢静脉化疗、化疗联合分子靶向药治疗等。至于选择或联合哪种手段取决于病人的具体情况、播散远近和整体健康状况。如果瘤体术前周围有粘连可以选择新辅助静脉化疗，创造手术机会；有盆腔转移及腹水者可选用盆腔灌注化疗；有直肠癌肝脏转移者可选择动脉介入化疗；若年老体弱或不愿静脉化疗者可选用小剂量口服化疗或低代谢化疗；有复发、转移情形或单纯化疗疗效不佳者可选用化疗联合分子靶向治疗等。

除了化疗手段的选择，具体化疗方案的药物配比，也在不断改进中，合适的应用，不仅能降低病人在治疗过程中的不良反应，而且对疗效和预后具有更为长远的影响。（王永青）

221. 直肠癌放疗的常见副反应及对策是什么？

放射治疗是直肠癌局部治疗的主要方法之一，不同期别的直肠癌病人可能采取不同的放疗方案，如：术前放疗、术后放疗、根治性放疗或姑息放疗等。直肠癌局部放疗可以提高手术切除率、减少术后复发的风险、提高根治的可能，也能缓解症状、提高生活质量、延长病人寿命。直肠癌放疗也有一定的副作用，副作用与病人的体质、病情及放疗技术、放疗剂量、生物效应等密切相关。常见的直肠癌放疗副作用有：

（1）局部反应　①放射性皮炎：放疗过程中可出现照射区皮肤干燥、发红、发痒，皮肤色素沉着，变厚粗糙，及少数病人在放射后期可出现皮肤皱褶、腹股沟区的湿性脱皮，局部皮肤水肿，严重时出现水疱，继而破溃、糜烂，甚至溃疡等。处理方法：保持放疗区皮肤清洁干爽，免受暴晒或与其他刺激物接触；三乙醇胺软膏可预防、治疗放射性皮炎。个别严重的若有皮肤糜烂溃疡，可局部抗炎对症治疗；②急性放射性肠炎：表现为腹部不适、疼痛，进食或饮水后加重，严重时可出现肠梗阻。这是由于肠道在放射线损伤下，出现黏膜充血、水肿所致。急性肠道组织结构与功能的异常变化在放疗结束后4～6周内缓解，放疗结束后3～6个月肠黏膜组织康复，临床症状消失。一般只需调节饮食、加强营养，短期内大多可恢复正常。③软组织纤维化：在放射后期出现，常表现为局部组织变硬，失去正常组织的弹性。这与放疗剂量明显相关。一般术前术后放疗剂量较低，发生软组织纤维化的比例低程度轻，不需特殊处理。

（2）全身不良反应　①消化道反应：表现为食欲减退、恶心、呕吐、腹泻或便秘等；②骨髓抑制：表现为全身乏力，血液学检查发现白细胞总数下降。处理方法：病人注意加强营养，食用易消化、淡而少油腻的富含维生素、蛋白均衡的食品，定期复查血常规，必要时口服或注射升血药物。

除上述全身和局部的近期反应外，少数病人还可出现以下晚期反应：①慢性放射性肠炎：通常发生于放疗结束后 12～24 个月，晚者也可能在放疗结束后数十年出现，包括放射性小肠炎、放射性结直肠炎，常有恶心、呕吐、腹泻等消化道症状，多数病人还有便次增多、里急后重、黏液血便等。肠炎分为轻、中、重 3 级，轻度和中度一般不需特殊处理，重度结直肠炎需要药物治疗，多以中药为主；②慢性膀胱炎、尿道炎：以尿频、尿痛等膀胱刺激症状为主。随着立体定向三维放射技术的提高及放疗时腹部带孔定位装置的应用，放射性小肠炎、膀胱炎的发生正在逐渐降低。（邵秋菊）

222. 中医中药在直肠癌治疗中的作用是什么？

直肠癌是指起源于直肠黏膜上皮的恶性肿瘤，是消化道最常见的恶性肿瘤之一。直肠癌属中医学"症瘕""积聚""肠风""脏毒便血""肠覃""下痢""肠癖""锁肛痔"等病症范畴。其病因病机为饮食不节、忧思抑郁、久病感邪、导致肝气郁结、乘脾犯胃、进而痰湿内生、热毒郁结、流注直肠、结而成瘤。

在直肠癌的治疗方法中，有我国特有的中医药治疗方法。辨证思维是中医药的主要思维方式，而以人为本的整体观是中医药治疗直肠癌最主要的指导原则。凡是在人体内长的肿块，不管它是来源于什么组织，中医药都认为它是邪，不管你是外来的，还是内生。总之，是邪就要祛邪。

祛邪就是消除肿瘤这一病变对人体造成的危害，即应用攻法，如清热解毒、活血化瘀、理气散结。中医药在祛邪抗癌的同时，不伤或少伤正气，并可攻补兼施，特别是对中、晚期或虚弱的病人，中医药的扶正培本治疗可以提高机体免疫功能。对于直肠癌，早期湿热、瘀毒偏盛，晚期则脾肾阴阳气血俱虚。治疗多以健脾理气、清热解毒、活血化瘀、温补脾肾、补益气血为法。

目前，中医药治疗直肠癌非常普遍，具有改善病人的症状、提高生存质量及延长生存期等作用，能在一定程度上稳定或缩小肿瘤，配合手术、放疗和化疗，减轻毒副作用，提高远期疗效。对于那些失去手术、放疗机会，而化疗疗效又较差的晚期病人，特别是由于多种原因而不能耐受化疗、放疗者，可使多数病人症状改善、食欲增强，并且还可以达到延长生存时间，甚至有时还可以使癌灶得到控制或缩小。

（史恒军　张　辉）

医生叮嘱

少吃或不吃富含饱和脂肪和胆固醇的食物；应多补充膳食纤维；直肠癌应多食蔬菜和水果，提升白细胞，增强机体免疫力；应多食通便食物。

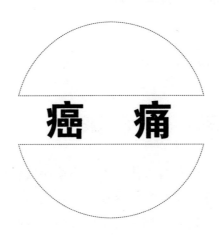

癌　痛

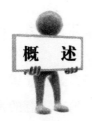

概　述

　　疼痛为一种不愉快的感觉和情绪上的感受，伴随着现有的或潜在的组织损伤。疼痛是主观性的，是身体局部或整体的感觉。癌性疼痛（简称癌痛）由癌症本身以及癌症治疗过程中产生的疼痛。癌痛是恶性肿瘤病人常见的症状，癌痛是恶性肿瘤病人常见的症状，癌痛如果得不到缓解，病人将感到极度不适，可能引起或加重病人的焦虑、抑郁、乏力、失眠、食欲减退等症状，干扰和破坏病人的生存质量，给病人带来极大痛苦。癌痛治疗有助于提高生活质量，癌痛治疗与肿瘤本身的治疗具有同等重要地位。

本章问题由 **陈衍** 医生回答

223. 什么是癌痛，为什么会疼？

疼痛是非正常刺激对人体产生的不愉快或难以忍受的主观感觉和功能、行为的改变。在医学上疼痛包括：癌痛、慢性劳损和无菌性炎症所致的疼痛（如腰肌劳损）、术后疼痛、分娩疼痛、神经痛等。癌性疼痛（简称癌痛）由癌症本身以及癌症治疗过程中产生的疼痛，约70%癌症病人在病程中会出现疼痛。

为什么会疼呢？大部分与肿块本身有关，肿瘤压迫、骨、神经等脏器的侵犯和转移是癌痛的最常见原因，其他如便秘、褥疮等身体状况也会引起疼痛。此外，治疗过程中也会产生疼痛，如放疗诱导的臂神经丛痛、放疗诱导的慢性骨盆痛以及术后疼痛。值得注意的是，一些心理状况的改变，如恐惧、焦虑、愤怒、孤独等因素也会引起或加重癌痛。癌痛从心理、生理、精神以及社会多个方面干扰和破坏病人的生存质量，给病人带来极大痛苦。越来越多的证据显示肿瘤病人的生存质量与症状控制情况密切相关，疼痛治疗有助提高生活质量。因此，癌痛治疗是肿瘤治疗中的重要组成部分，癌痛治疗与肿瘤本身的治疗具有同等重要地位。

224. 是不是疼痛是癌症的正常现象，因此无需治疗？

疼痛本身就是一种疾病，不仅带来躯体的痛苦，还会使病人食欲减退、情绪消沉，甚至患上抑郁症。止痛治疗不但能减轻病人的痛苦，还有助于提高生活质量，有助于抗癌治疗的顺利完成。抗癌治疗本身能够控制疼痛，但止痛效果需要一定时间才能出现。因此，在根治性抗癌治疗显效之前，有必要积极进行止痛治疗，以便抗癌治疗能顺利完成。癌症病人进行疼痛治疗，就像人饿了要吃饭一样，是他们最基本的一种生存需求。鼓励癌症病人"无需忍痛"，有效地控制疼痛，是对生命的尊重。此外，对以失去根治性治疗机会的病人来说，止痛可能是部分病人唯一接受和有效的治疗方法，因为止痛治疗可以使肿瘤病人在无痛状态下长期带瘤生存，以改善生活质量。治疗癌痛是每个癌症病人的基本权利，必须尊重、重视。

225. 癌痛的治疗方法有哪些?

癌痛的治疗方法分为两大部分类，即针对肿瘤的治疗和缓解症状的止痛治疗。针对肿瘤的治疗是指手术、放疗、化疗等抗癌治疗，肿瘤缩小了，因其而引起的疼痛自然就缓解了。缓解症状的止痛治疗方法很多，以 WHO "三阶梯镇痛原则"为基础的药物治疗是癌痛治疗最基本和最常用的方法。通过药物治疗，80% 以上的癌痛病人可以得到较为满意的缓解，而对于药物治疗效果不满意的病人可以考虑采用其他特殊的止痛方法，如可以进行神经阻滞治疗，破坏传导的通路，有利于控制疼痛。癌痛治疗已经越来越呈现出"多模式综合镇痛"的趋势。

（1）药物治疗：药物治疗可分为非阿片类、阿片类和辅助止痛药。癌痛药物止痛治疗的五项基本原则是：口服给药、按阶梯用药、按时用药、个体化给药和注意具体细节。在药物的选择与使用方面应当根据癌症病人疼痛的程度、性质、正在接受的治疗、伴随疾病等情况，合理选择止痛药物和辅助药物，个体化调整用药剂量、给药频率，防治不良反应，以期获得最佳止痛效果，减少不良反应发生。

（2）抗肿瘤治疗：抗肿瘤疗法如能缩小肿块对正常组织的侵袭和压迫，也能产生止痛效果。放疗是一种对大多数因为病人肿瘤进展而造成局部疼痛的较好治疗方法，一般用于治疗有症状的骨骼、大脑、硬膜外和神经丛转移的病人。化疗有止痛的作用。外科手术对于缓解由肠梗阻、病理性骨折和阻塞性脑积水造成的疼痛有很好的效果。

（3）其他治疗方法：如通过上述常规手段仍不能很好地控制癌痛，则可尝试采用其他特殊的止痛方法，如可以进行神经阻滞治疗，破坏传导的通路，有利于控制疼痛。破坏传导通路的方法包括外科手术或合用某种药物，如石炭酸。该类治疗最常用的技术是脊髓前侧、脊髓丘脑前柱切断术。常用经皮脊髓前柱切断术，该治疗在颈段脊髓的前侧象限立体定向放置放射针。

226. 癌痛治疗药物有那么多种，我怎么知道用哪种？

癌痛治疗药物可分为非阿片类、阿片类和辅助止痛药。世界卫生组织（WHO）的止痛方案为一般止痛处方提供了大致的框架。轻到中度疼痛可选用阿司匹林、扑热息痛或非甾体类抗炎药。中度以上疼痛可选用可待因、羟氢可待酮、氢可酮。对于顽固或剧烈的疼痛，可以使用羟考酮、吗啡、芬太尼等强力阿片类药物。在药物的选择与使用方面应当根据癌症病人疼痛的程度、性质、正在接受的治疗、伴随疾病等情况，合理选择止痛药物和辅助药物，个体化调整用药剂量、给药频率，防治不良反应，以期获得最佳止痛效果，减少不良反应发生。具体用药选择和用法需要到专科医生处开具处方。

227. 听有些医生说三阶梯止痛方针，是怎么回事？

世界卫生组织（WHO）于20世纪80年代制订的癌痛三阶梯止痛原则，经过医患双方上亿人次的临床实践，取得了巨大成功。三阶梯法具体方案是：第一步，使用非麻醉性镇痛剂，如阿司匹林、安痛定、布洛芬等，适用于晚期癌症轻、中度疼痛病人。第二步，当使用常规非麻醉性镇痛剂无效时，应加入可待因等弱阿片类药物。第三步，当以上复合用药仍不能解除疼痛时，对于中度到剧烈疼痛病人应使用强阿片类药物，如吗啡、盐酸羟考酮、芬太尼等。在使用上述药物时要根据病人实际情况，按时而不是按需个体化给药，同时注意随时处理可能出现的毒副作用，这就是后来被广泛称谓的三阶梯止痛原则。

228. 为什么要评估疼痛程度，怎么评估？

治疗癌痛首先要评估疼痛程度，因为不同程度的疼痛用的药物不一样。轻度疼痛使用重度止痛药是杀鸡用牛刀，重度疼痛使用轻度止痛药是隔靴搔痒，只有针对用药才能产生最好的效果，并对用药后疼痛强度的改变也就是止痛药的效果有正确的评估。

临床最常用的是 0 ~ 10 分级法，即把无痛定义为零，把最痛定义为 10，自己给自己的疼痛程度打分，划分出疼痛的程度，以帮助医生使用止痛药物。比如一例病人，肺癌侵犯胸部的肌肉，在早期侵犯时程度较轻，引起时有时无的局部胀痛，不影响睡眠，活动后能稍缓解，这种情况通常是评分为 1 ~ 3 分，为轻度疼痛。如果侵犯加重，引起的疼痛持续存在，但有时能稍缓解，有时又影响睡眠，这时通常评为 4 ~ 6 分，为中度疼痛。如果进一步发展引起了肋骨破坏，疼痛不缓解，持续存在，影响活动和睡眠，甚至入睡后痛醒，评分可达 7 ~ 10 分，为重度疼痛。按照疼痛对应的数字将疼痛程度分为轻、中、重 3 级。

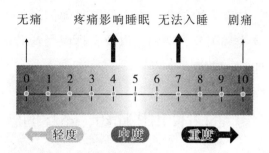

此外，病人还可以根据面部表情状态，选择一个最能代表自身疼痛程度的数字。根据面部表情状态分为无痛、轻微疼痛、轻度疼痛、

中度疼痛、重度疼痛和剧痛。病人学会评估疼痛程度将使医生能更好地获得疼痛的真实情况，避免人为的偏差。

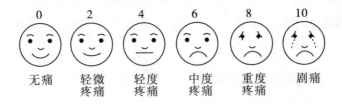

由于癌痛病人的临床状态不稳定，病人体内的恶性肿瘤、治疗手段、对阿片类药物的耐受性以及心理社会因素不断变化着，因此对于癌痛评估应当遵循"常规、量化、全面、动态"评估的原则。对于每一种新出现的病因或疼痛程度加重时必须要重新诊断确定，要关注止痛药的毒性并对症处理，因为它们是影响病人生活质量的重要环节。

229. 过早使用止痛药物是不是今后无止痛药可用啊?

止痛药必须及时服用，镇痛是癌症病人的基本需求。虽然癌症病人的疼痛问题已经得到了全社会的高度重视，对癌症疼痛病人果断采取的各种措施，也有效地提高了病人的生活质量，但是癌症病人进行疼痛治疗的普及率和规范性依然不容乐观。最突出的问题是，大多数病人非常担心使用镇痛药物会导致药物依赖。但事实上，对癌症病人进行疼痛治疗，就像人饿了要吃饭一样，是他们最基本的一种需求。正确使用非甾体类和阿片类药物，以及合理应用辅助止痛药物，可以有效缓解疼痛且不易成瘾。

230. 是不是疼痛时才使用止痛药，不疼时就不用?

不是，世界卫生组织止痛原则提倡"按时给药"，而不是"按需给药"。因为现在临床上应用的止痛药物多为缓释剂型，能够维持一个稳定的血药浓度，可使所需药物的剂量降至最低，并保证疼痛的持续缓解。如果不疼时不用，疼了才用药就会造成身体内血药浓度忽上忽下，病人就会间歇疼痛。因此需要病人在固定的时间点服用药物，这样才能有效控制疼痛。

231. 长期使用阿片类药物是不是会上瘾，像吸毒了一样？

阿片类物质是从阿片（罂粟）中提取的生物碱及体内外的衍生物，与中枢特异性受体相互作用，能缓解疼痛，产生幸福感。大剂量可导致木僵、昏迷和呼吸抑制。阿片类镇痛药主要包括可待因、双氢可待因、氢吗啡酮、羟考酮、美沙酮、吗啡、芬太尼、哌替啶（度冷丁）和曲马多等。反复使用阿片类物质将引起机体耐受成瘾，阿片类物质的成瘾的症状包括渴求、焦虑、心境恶劣、打哈欠、出汗、起鸡皮疙瘩、流泪、流涕、恶心或呕吐、腹泻、痛性痉挛、肌肉疼痛、发热和失眠等。成瘾是指心理依赖性，也称精神依赖，它是一种行为模式，特征表现为抑制不住的寻找药物的行为，这种行为导致不可抑制的使用和获取麻醉药品。癌症病人使用吗啡成瘾极其罕见，在慢性癌痛治疗中，采用阿片类的不同剂型，比如控释、缓释剂型、口服或透皮贴剂，按时给药等方法，避免了病人瞬间血药浓度高峰的形成，达不到出现心理依赖性（成瘾）所需要的浓度，故可显著降低成瘾的风险。

232. 能否使用按摩减轻疼痛？

在发现患上恶性肿瘤后，如果对局部肿瘤进行按摩，虽然没有证据显示按摩或推拿可促使癌灶扩散，但按摩并不能有助于杀灭癌细胞，与此同时，此举却可能具有危害性，因为如果病人已发生潜在的骨转移却未被发现，对于一般人能耐受的按摩或推拿，在肿瘤病人来说，就很可能会导致骨折。疼痛是肿瘤病人发生骨转移的主要症状。因此，如果病人有肿瘤病史，又诉说局部或浑身疼痛时，轻易不要给病人做按摩，这样做极可能会适得其反。一般情况下，已发生骨转移的癌症病人的骨头被破坏得比较严重，比一般的骨质疏松还要严重，往往不堪一"按"，可能轻轻按捏一下就容易引起骨折，给病人造成更大的痛苦。治疗癌痛目前来说主要还是依靠药物，对于一般痛症适合的按摩疗法，对肿瘤病人就可能是无声杀手。

233. 止痛药物有哪些副作用？

镇痛药物对不同的个体也会产生一些副作用，比如便秘、恶心、呕吐或者嗜睡等，但通常通过辅助使用一些药物，都是非常容易控制的，相比起镇痛药物带来的生存质量的明显提高，可谓是利大于弊。胃黏膜保护剂、胃肠动力药物和通便缓泻药等能针对性预防或减轻各种镇痛药物的副作用。常见的副反应有呕吐、便秘、过度镇静、尿潴留等。

234. 常用的药物都有哪些？

第一类为非甾体抗炎止痛药。常用的有阿司匹林、布洛芬、消炎痛、扑热息痛、保泰松、罗非昔布、塞来昔布等。止痛作用比较弱，没有成瘾性，使用广泛、疗效确切，用于一般常见的疼痛，但如果使用不当，也会对人体健康造成损害。

第二类是中枢性止痛药。以曲马多为代表，是人工合成的中枢性止痛药，属于二类精神药品，为非麻醉性止痛药。曲马多的止痛作用比一般的解热止痛药要强，但又不及麻醉止痛药，其止痛效果是吗啡的 1/10。主要用于中等程度的各种急性疼痛及手术后疼痛等。

第三类是麻醉性止痛药。以吗啡、度冷丁等阿片类药为代表。这类药物止痛作用很强，但长期使用会成瘾。这类药物有严格的管理制度，不能随便使用，主要用于晚期癌症病人。目前开发了硫酸吗啡缓释片、盐酸羟考酮缓释片以及芬太尼透皮贴剂均为缓释剂型。只要按阶梯给药，个体化地及时剂量调整和以口服为主的无创给药，避免了瞬间血药浓度高峰的形成（峰谷现象），使其达不到迅速出现心理依赖所需要的剂量及浓度，极大程度地避免了药物成瘾的发生。

235. 应用止痛治疗药物时是不是只要能部分缓解疼痛即可？

临床上，对癌症病人疼痛进行镇痛治疗的目的是消除疼痛，提高癌症病人的生活质量，让癌症病人在不痛的状况下睡眠，是对癌症病人镇痛治疗的最低标准。理想的镇痛治疗目的是让癌症病人在不痛的状况下休息、活动、工作。绝不能满足于癌症病人疼痛部分缓解，必须追求疼痛完全消除。如果等到疼痛剧烈时使用镇痛药，病人就要遭受疼痛的折磨。如果长期得不到镇痛治疗，癌症病人容易出现因疼痛导致的与神经病理性疼痛相关的交感神经功能紊乱，表现为痛觉过敏和异常疼痛等难治性疼痛。因此，不宜等到疼痛剧烈时使用镇痛药。

236. 自从服用了吗啡缓释片后，大便就变得不正常，是不是应该停药？

是的，这类药物应用后最常见的不良反应就是大便异常，不过不用担心，在这种情况下，只要服用一些通便的药物保持大便通畅即可。因此，一见不良反应出现就立即停止使用阿片类药的做法不可取。

237. 吗啡有没有什么副作用？会不会上瘾？

吗啡属于强阿片类药物，阿片类药物存在不良反应。但是大多数化疗药物出现不良反应的危险性远远高于阿片类药物。熟识阿片类止痛药不良反应的重要性，有助于预防其发生或一旦发生即能及时治疗。大多数病人对阿片类药物不良反应产生耐受性要比对药物止痛作用产生耐受性快速得多。主要不良反应如下：

（1）过度镇静　大多发生在用阿片类药治疗的初期或明显增加用药剂量后。大多数病人会对过度镇静迅速产生耐受，常在3～5天消失，止痛作用不受影响。癌痛病人使用恒量阿片类药物时，如果发生过度镇静，应该怀疑出现阿片活性代谢物（如吗啡－6－葡萄糖醛酸苷）蓄积，这种情况常发生于高剂量阿片类药物或肾功不良的病人。由于多数病人病情较重，应鉴别排除高钙血症等其他能引起镇静的病理状态。过度镇静的处理方法有：改用其他阿片类药（不同种类的阿片类药物出现过度镇静反应的发生率不一样）或合用苯丙胺衍生物，如哌醋甲酯5毫克，口服，每日2次（最后一次用药不晚于下午3时，以避免出现失眠）。

（2）恶心和呕吐　多发生于用药初期或增加剂量时。建议预防性使用止吐药，大多数病人的恶心症状会在此后消失。恶心是中枢性的，可被抗多巴胺制剂，如甲氧氯普胺10毫克，口服，每日4次有效控制。地塞米松2～4毫克，口服，每日4次，也能用于抗呕吐。地塞米松有类似甲氧氯普胺的作用，但是连续用药1周以上会出现明显副反应。恶心可能是多因素所致，严重便秘、肿瘤引起的衰竭、胃炎、颅内压升高、阿片类药物的代谢产物蓄积等因素都可以引起。

（3）便秘　最常见的副反应。一旦开始使用阿片类药物，就应该给予通便措施。阿片类药物作用于胃肠道和脊髓，引起肠分泌液减少及肠蠕动减缓。人体对阿片类药物的过度镇静和恶心会在短时间内产生耐受，但当慢性疼痛使用阿片类药物时，便秘症状会持续存在，注意保持规律排便并使用刺激肠蠕动及软化大便的药物，以防治便秘。

（4）呼吸抑制　阿片类止痛药最严重的副反应，严重者可能导致窒息。在人类，阿片类药物过量中毒引起的死亡几乎都是归咎于严重的呼吸抑制。吗啡样激动剂在吗啡等效剂量下也会产生同样的呼吸抑制。呼吸抑制常发生于初次、快捷给予阿片类药物的病人，常伴有中枢神经系统抑制的其他症状，包括过度镇静和昏迷。反复用阿片类药后，可迅速产生药物耐受性。因此慢性癌痛用阿片类止痛药治疗不会有出现呼吸抑制的危险。一旦发生呼吸抑制，可以使用阿片类药特异性拮抗剂纳洛酮治疗。长期接受阿片类止痛药治疗的病人发生呼吸抑制时，纳洛酮以 1∶10 稀释剂量用药，仔细滴定用量，防止在纠正呼吸抑制的同时出现戒断综合征。长效止痛药物，如美沙酮、芬太尼透皮贴剂或吗啡缓释剂，可能增加呼吸抑制的危险性。阿片类药的活性代谢产物蓄积及同时合用其他抑制剂如苯二氮或乙醇也可增加呼吸抑制的风险。虽然呼吸抑制是阿片类止痛药最严重的副作用，但是癌痛病人长期用阿片类药罕见发生呼吸抑制。

（5）尿潴留　常发生于老年病人。阿片类药物通过改变膀胱平滑肌张力，使括约肌张力增加而引起尿潴留。对于这一暂时性的副反应，可能有必要对病人进行导尿治疗。

（6）"新的"不良反应　随着阿片类药物用药剂量的增加和用药时间的延长而出现。以下不良反应只有在晚期癌症病人接受高剂量阿片类药时才发生。①认知障碍：在初用阿片类药或突然增加用药剂量时，病人可能出现短暂性注意力减退及精神运动功能减退症状，阿片类诱发的认知障碍在部分病人可能是永久性的。给予苯丙胺衍生物（如哌醋甲酯），可逆转某些认知功能。②对中枢神经系统的其他影响：长期接受大剂量阿片类药物治疗的病人，可能出现幻觉、肌阵挛、癫痫大发作甚至痛觉过敏症状，可能因阿片类药物的活性代谢物蓄积所致。肾功能改善或换用另一种阿片类药物可能改善症状。低剂量氟哌啶醇 0.5 ~ 2 毫克，每日 2 次可改善幻觉症状。肌阵挛可用氯硝西泮治疗，氯硝安定初始用量 0.5 毫克，口服，每日 2 次，然后每 3 天滴定一次剂量，日最高用药剂量限制在 20 毫克内。③严重过度镇静及昏迷：长期接受恒定剂量阿片类药物治疗的病人，一旦发生昏迷，应怀疑是否为阿片类药的活性代谢物蓄积所致。中断使用阿片类药物后，病人的症状会迅速改善。④肺水肿：肺水肿常发生于迅速增加用药剂量时，一般是严重的神经病理性疼痛所致，在急性阿片类药过量的病人中发生率较低。由于终末期癌症病人大都接受保守治疗，肺水肿时有发生。

强阿片类连用 3～5 天即产生耐药性，1 周以上可成瘾，但对于中重度癌痛病人，如果治疗适当，少见依赖及成瘾现象。目前临床上绝大部分采用缓释剂型，如硫酸吗啡缓释片，按照三阶梯治疗原则合理应用缓释剂型可以明显降低癌痛病人阿片类药物成瘾发生率。实际上，对所有病人来说，阿片激动剂量的止痛作用与副作用的发生并不呈正相关。部分病人需要较大剂量药物才能达到理想的止痛治疗效果。用量越大，不良反应（如恶心、呕吐或镇静）的几率就越高。因此，当病人用某一种阿片激动剂如吗啡出现严重毒性反应时，最好更换另一种阿片类药物如氢吗啡酮。除此之外，对于长期药物治疗的病人、高剂量用药治疗的病人或肾功能不全的病人，可能出现阿片类激动剂药物的活性代谢产物蓄积，导致中枢神经系统副作用，如过度镇静、肌阵挛、精神错乱，部分病人还可能出现激动性谵妄或癫痫大发作。这些病人可以更换另一种阿片类药物。即所谓的"阿片类转换"，能产生更好的止痛效果且副作用较小。

238. 服用吗啡出现的副作用该怎么办?

吗啡类药物急性中毒的主要症状为昏迷，呼吸深度抑制，瞳孔极度缩小、两侧对称，或呈针尖样大，血压下降、发绀，尿少，体温下降，皮肤湿冷，肌无力，由于严重缺氧致休克、循环衰竭、瞳孔散大、死亡中毒。解救距口服 4～6 小时应立即洗胃以排出胃中药物。采用人工呼吸、给氧、对症治疗、补充液体促进排泄。每千克体重静脉注射拮抗剂纳洛酮 0.005～0.01 毫克，成人 0.4 毫克。亦可用烯丙吗啡作为拮抗药。

239. 吃芬必得，有没有效果？

芬必得为布洛芬缓释胶囊，系非甾体抗炎药。适用于：①缓解类风湿关节炎、骨关节炎、脊柱关节病、痛风性关节炎、风湿性关节炎等各种慢性关节炎的急性发作期或持续性的关节肿痛症状，无病因治疗及控制病程的作用；②治疗非关节性的各种软组织风湿性疼痛，如肩痛、腱鞘炎、滑囊炎、肌痛及运动后损伤性疼痛等；③急性的轻、中度疼痛，如：手术后、创伤后、劳损后、原发性痛经、牙痛、头痛等；④对成人和儿童的发热有解热作用。芬必得作为第一阶梯止痛药物可以用于轻度疼痛的癌痛病人。

240. 现在没法口服吃药，有什么其他方法止痛？

如果没有办法口服药物，其他可供选择的止痛药物给药途径包括：芬太尼透皮贴剂、止痛栓剂、肌肉注射针剂、皮下止痛泵、神经损毁等。

241. 听说麻醉可以把神经切断，是怎么回事？

放射治疗引起的急性神经痛是阿片不反应性疼痛，此时，神经毁损措施显得非常重要。神经压迫性疼痛在肿瘤病人中很常见。神经压迫性痛对阿片类药物不敏感性，在使用神经破坏性措施的同时，可以应用糖皮质激素作为辅助镇痛药物。交感神经持续性痛 (SMP) 是组织损伤或交感神经损伤后的一种不太常见的后遗症状，交感神经阻滞后疼痛缓解，感觉障碍逆转。肿瘤病人中，交感神经持续性痛在下肢更常见。如果怀疑为交感神经持续性痛，就应以局麻药进行交感神经阻滞，这不仅能明确诊断，而且能缓解症状。如果症状重新出现，在 X 线监视下进行腰交感神经切断术是一种安全且副作用较小的治疗方法。肿瘤骨转移是骨痛的常见原因，骨转移性癌痛综合征是癌症病人疾病发展过程中具有一定特点的各种疼痛症状与体征的暂时性聚合。这种综合征主要是骨骼与神经组织受压的缘故。由于骨痛是阿片半反应性疼痛，必要时需要神经毁损性治疗。一般地说，至少 10% 以上的癌痛病人需要使用神经破坏措施。神经破坏性措施应能有效地治疗顽固性癌痛，能为衰弱的晚期癌痛病人所接受，可以作为世界卫生组织的"癌痛三阶梯药物治疗方案"的有效补充。

242. 中药有没有止痛效果?

传统中药对止痛有一定疗效，可以作为癌痛治疗的一种有效补充，但必须经过专业中医科医生进行辨证治疗。

243. 美施康定及奥施康定能不能切碎吃?

美施康定学名叫硫酸吗啡控释片，奥施康定学名叫盐酸羟考酮缓释片，两者均用于晚期癌症病人第三阶梯止痛及缓解剧痛。很多癌症病人由于各种原因进食受到影响，有些时候很多药物都无法直接服用，有些病人就把美施康定或奥施康定切碎或直接融在水里吃，其实这种方法是错误的。不但影响治疗效果，有时还可能出现严重的药物中毒反应。美施康定及奥施康定都是缓释类药物，也就是说服用药物后药物在体内慢慢吸收，起到长效止痛的目的。如果把药物切碎或者直接融在水里服下去的话可能会造成服药后短时间内药物过量吸收，不能维持稳定的血药浓度，甚至出现药物中毒，严重时可能出现呼吸抑制等情况而危及生命。对于这些不能很方便口服药物的病人，可以采取塞肛或者改用芬太尼透皮贴外用的方法。

244. 有没有什么好的膏药缓解这种疼痛?

可以使用芬太尼透皮贴剂，芬太尼为一种高选择性与 μ - 阿片受体相结合的强阿片类镇痛药，用于治疗中度到重度慢性疼痛，癌性疼痛。

245. 芬太尼透皮贴要贴到疼痛部位才能起作用 ?

癌痛的治疗首选口服用药，但是有时由于各种原因可能需要使用芬太尼透皮贴。芬太尼透皮贴跟普通止痛膏不一样，是全身起作用的，并不需要贴到疼痛部位。

使用芬太尼透皮贴的时候首先确定需要的剂量，应根据病人的疼痛程度而决定，并应在给药后定期进行剂量评估。芬太尼透皮贴应在躯干或上臂非刺激及非辐射的平整表面应用。使用部位的毛发（最好是无毛发部位）应预先剪除（不需用剃须刀剃净）。在使用芬太尼透皮贴前若需清洗应用部位，则需使用清水，不能使用肥皂、油剂、洗剂或其他制剂，因其可能会刺激皮肤或改变芬太尼透皮贴的特性。在使用本贴剂前皮肤应完全干燥。芬太尼透皮贴应在打开密封袋后立即使用。在使用时应用手掌用力按压 30 秒，以确保贴剂与皮肤完全接触，尤其应注意其边缘部分。芬太尼透皮贴可以持续贴敷 72 小时。在更换贴剂时，应在另一部位使用新的芬太尼透皮贴。几天后才可在相同的部位上重复使用。

246. 更换芬太尼透皮贴时，能贴在上次使用的部位吗 ?

不能，更换芬太尼透皮贴时不能直接贴到上次贴的部位，使用多张透皮贴时最好按照时间顺序有序地贴，方便更换。

247. 芬太尼透皮贴使用完后可以随意丢弃吗?

不能,使用后的芬太尼透皮贴仍有部分药物残留,随便丢弃会造成环境污染,因此需要把使用后的透皮贴放回包装内并交还到医院药房进行专业处理。

248. 阿片类药物能不能和其他止痛药物一起使用?

由于阿片类药物和其他类别的止痛药的作用机制是不同的,阿片类药物是可以和其他药物一起使用的。但是在使用阿片类药物时,最好只使用一种阿片类药物。当疼痛控制不佳时,可予采用增加药物剂量、合用其他止痛药物及辅助药物等,如合用非甾体类药物及阿米替林等。

249. 吗啡和度冷丁能用来镇痛吗? 哪个效果好?

吗啡是强阿片类镇痛药,主要用于重度疼痛的病人,若已使用过非麻醉性止痛药及弱阿片类止痛药后止痛效果欠佳的病人,可以考虑更换为强阿片类止痛药物例如吗啡。但是临床上一般用吗啡缓释剂型,吗啡针剂禁用于紧急缓解疼痛及剂量滴定时。度冷丁是人工合成的苯基哌啶类阿片样镇痛剂,临床作用同吗啡,但其作用强度是吗啡的1/10,肌注后10分钟起效,维持2~4小时。度冷丁连续使用可成瘾,连续使用1~2周便可产生药物依赖性。由于其止痛效果弱,持续时间短,易成瘾,现已少用。

250. 好多止痛药物一般药店没有,怎么办? 哪些药物需要医生开具红处方?

一般来说,第三阶梯药物,也就是强阿片类药物需要专科医生开具红处方。流程是：首先带着病人到医院，由专业人员评估后开具麻醉处方并建立麻醉药物本（又叫麻卡），再到医院药房领取药物。如果病人因行动不便无法到场，则首次就诊后可由委托人代为办理。需要准备的材料有：诊断证明、病人身份证复印件、委托人身份证复印件、委托书、麻醉药物本。总之，此种药物管理非常严格。

251. 服用止痛药物的同时，饮食上应该注意些什么？

阿片类药物常见的不良反应主要包括胃肠道反应，如胃痛、恶心、呕吐、便秘等。因此，在饮食上应尽量减少食用对胃刺激性大的如过酸的、过辣的；食用易消化的、润肠通便的，比如蔬菜类、水果类等。

根据病人病情指导饮食，如恶性呕吐明显者可在饮食中加用生姜以缓解恶心、呕吐，腹胀明显时可予柠檬、陈皮、佛手等以行气消胀，鼓励病人少食多餐，多进高蛋白、高热量、高维生素、易消化的食物，便秘明显者则应根据病情进行饮食调节，饮食要富含纤维素、脂肪，忌烟、酒、浓茶、咖啡等一切辛辣刺激性食物。

252. 癌痛病人在家治疗有什么注意事项？

癌痛的治疗及护理十分重要。而家属的照料能使病人体验到满足感，晚期癌痛病人中75.2%的一般病人，85%的老年病人希望在家被照料，家庭对病人有从属感和安全感，可以得到合理的镇痛治疗，最大限度地降低病人疼痛的程度，最大限度地改善生存质量。注意事项如下：

（1）创造舒适的环境　舒适的环境可使心理、生理异常减轻到最低程度。居住环境清洁、安静，光线充足，室温适中，空气新鲜，家庭成员关系和谐、友善，会让病人感到轻松、愉快和温馨。

（2）药物治疗　镇痛药物治疗是在家治疗的首选方法，具有给药方便、有效、可控性强、安全的特点。癌症疼痛病人大多需要阿片类镇痛药物，应按已定治疗方案服药。由于癌痛病情的多变性，常需要及时调整用药方案。对不能到医院复诊的病人，应定期预约医护人员到家中治疗，如果疼痛突然急剧加重，也应请医生及时出诊对病人重新进行全面的疼痛评价，重新调整镇痛治疗方案。

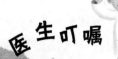

医生叮嘱

　　癌症疼痛病人一般均存在不同程度的心理问题，疼痛也是病人产生自杀倾向的主要原因之一，因此重视癌症疼痛病人的心理治疗是十分必要的。病人的不同性格、精神状态及社会背景对疼痛的反应均有不同。良好的心理护理能减轻和避免病人的疼痛感。因此家属要给予病人最大的关心、爱护、鼓励和支持，最大限度的给予心理支持，提高治疗疗效。